道少斋中医讲稿

步入中医之门 ⑤

疑难危重症辨证论治24讲

修订版

毛以林◎著

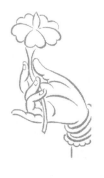

中国中医药出版社
·北京·

图书在版编目（CIP）数据

疑难危重症辨证论治24讲 / 毛以林著.—修订本.—北京：中国中医药出版社，
2021.9

（步入中医之门系列；5）

ISBN 978-7-5132-6012-1

Ⅰ．①疑… Ⅱ．①毛… Ⅲ．①疑难病—辨证论治 ②险症—辨证论治

Ⅳ．①R242

中国版本图书馆CIP数据核字（2019）第289514号

中国中医药出版社出版

北京经济技术开发区科创十三街31号院二区8号楼

邮政编码 100176

传真 010-64405721

廊坊市祥丰印刷有限公司印刷

各地新华书店经销

开本710×1000 1/16 印张15.25 字数204千字

2021年9月第1版 2021年9月第1次印刷

书号 ISBN 978-7-5132-6012-1

定价 55.00元

网址 www.cptcm.com

服务热线 010-64405720

购书热线 010-89535836

维权打假 010-64405753

微信服务号 zgzyycbs

微商城网址 https://kdt.im/LIdUGr

官方微博 http://e.weibo.com/cptcm

天猫旗舰店网址 https://zgzyycbs.tmall.com

如有印装质量问题请与本社出版部联系（010-64405510）

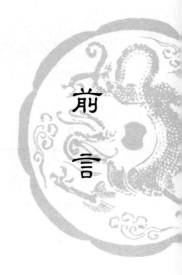

当今为中医者，较古人尤难！病家病轻者，首选西医，西药之干扰，每使证候错综复杂，无效转求中医；病重者，西医抢救无效，改求中医，行将就木，抱希望于万一；又有西医诊断不明者，药用数月，诸症蜂起，等等。如此诸般，治之又谈何容易？！

清·温载之《温氏医案·咳嗽》曰："医不难于用药，而难于认证。"对于危重疑难病证，中医治疗最大之难题，乃在辨证准确，其后在于施方用药合乎法度。笔者临证数十载，接诊疑难重症不少，然其中一部分并非难治，而是前医认证不真，选方不合，以致久治而不愈。一部分乃患者不信中医，而为中医者又不能自信，以致沉疴淹延。良可叹也！

笔者喜临床，在长期临证实践中感悟到中医治疗一些疑难杂症确有其独到之处。我的《步入中医之门1——道少斋中医讲稿》中详细记录了很多疑难危重症患者的辨证用药治疗过程。借着该书出版的影响，近几年来自全国各地的疑难病症求诊患者日渐增多，虽非人人有效，然亦常有不少疑难杂症得以治愈。今择其中百余例病案，均如实记录，详加分析，阐述辨证之思路，应用理论之渊源，选药处方之要点，借鉴先贤之经验，以及临证之得失，以为同道交流耳。

本书自 2013 年出版后，又多次重印，均很快销售一空，得到读者广泛好评，求书者甚多。由于特殊原因，原出版社未能及时后续重印发行，使得市面难觅，甚者旧书网络炒到上百元一本。为飨读者求书之愿，故将本书进行修订，增加了部分疑难病例，并从方便读者阅读的角度进行了版式调整，并由中国中医药出版社出版发行。

　　由于忙于诊务，更加诸事繁冗，加之水平有限，书中定有不足之处，请明哲正之！

毛以林

于湖南省中医院

2021 年 6 月

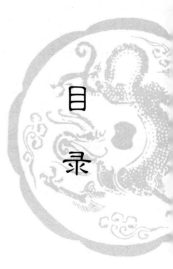

目 录

第1讲　诊视尤须审前剂，善从败方求真机……………………………1

第2讲　望诊所得勿轻视，再合医理寻病因……………………………9

第3讲　标本缓急宜分清，治分先后有章法……………………………16

第4讲　不懂脏腑与经络，开口动手便会错……………………………32

第5讲　古代效方要多记，若碰疑难会花明……………………………50

第6讲　不传之秘在于量，谙熟药性系关键……………………………59

第7讲　难症化解有技巧，诊察到位最重要……………………………71

第8讲　少阴外感非少见，取效关键在辨证……………………………81

第9讲　方药无效当反思，且莫轻言系病重……………………………84

第10讲　诊病要有整体观，数病一方在病机……………………………92

第11讲　圆机活法说变通，辨证施治系精髓……………………………99

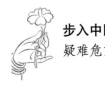

步入中医之门 5
疑难危重症辨证论治 24 讲

第 12 讲　头痛尤应分经络,寒热虚实辨清楚·······················106

第 13 讲　子午流注要记清,定时发病细推寻·······················118

第 14 讲　升陷补气治崩漏,还需化裁精选药·······················128

第 15 讲　仙鹤草为真灵药,扶正补血有奇效·······················131

第 16 讲　项痹临床颇常见,辨证勿忘分经络·······················137

第 17 讲　汗证临床多表现,谨守病机调阴阳·······················142

第 18 讲　口腔溃疡虽小病,若想治愈实不易·······················160

第 19 讲　治病必须明体质,因人施治不可忘·······················165

第 20 讲　诸般心疾多难医,升固宗气常效奇·······················170

第 21 讲　益气升阳虽常法,巧于化裁疗难疾·······················190

第 22 讲　年老疾病元精亏,填补先天常效捷·······················206

第 23 讲　妇人杂病有特点,经带胎产需占验·······················218

第 24 讲　读书跟师勤临床,方有活水源头来·······················228

第1讲　诊视尤须审前剂，善从败方求真机

在临床上，我们常常遇到一些久治不愈的患者，患者就诊带来的病历，每每是一本、两本或厚厚的几大本。有些临床医师对患者既往就诊的病历资料不太重视，多是走马观花地看一看，当然，这多与门诊患者多、时间紧有关。患者的病情经久不解，往往是辨证不准确，前医失败的治疗方药常常可以给我们提示大量的信息，别人走过的穷途，为医者每多不可重蹈，否则沿袭前面用过的治疗大法、方药，多不能取得良好的临床效果。重视辨析前医之方、用药之误，作为自己重新辨证的依据，成为"后车之师"，如同《十问歌》所言，"九问旧病十问因，再兼服药参机变"，从而使一些久治不愈之病得以妙手回春，这是治疗疑难杂症的临证技巧之一。

下面我们结合实例谈谈。

病案 1　结肠炎久泻

李某，男，52 岁。住院号：57335。

2008 年 12 月 12 日入院。患者 40 天前出现腹痛，腹泻，水样便，每日五六次，腹痛则泻，泻后痛减。在长沙某医学院附属三甲医院治疗，使用过的抗生素从头孢菌素到喹诺酮类到半合成青霉素，不下几十种，花了一两万元，治疗了 1 个月，病情毫无好转，自动出院，来我院求中医诊治。对于西医来说这病不算大病，但算个难病了。经治 1 周，病情无明显缓解征象。

12 月 19 日查房前翻阅患者病历，病历中记载：入院症见腹泻，水样便，每日 3~4 次，腹部稍胀痛，肛门坠胀，无灼热感，纳差，舌质红，

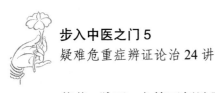

苔黄，脉濡。主管医师继予静脉滴注抗生素，另予双歧菌制剂、易蒙停（洛哌丁胺），结合输液平衡水电解质，治疗 1 周。同时予中药治疗，中药方如下：

葛根 20g，黄芩 10g，黄连 6g，厚朴 15g，白芍 20g，太子参 10g，云茯苓 20g，木香 6g，槟榔 15g，炒麦芽 30g，山楂 20g，薏苡仁 30g，甘草 6g。7 剂。

根据上面的病案记载，我们可以做以下分析，医者辨证为湿热泄泻，故以葛根芩连汤为主方，佐以厚朴、木香理气，伍以太子参、云茯苓、薏苡仁健脾祛湿，炒麦芽、山楂、槟榔消积，芍药、甘草缓急止痛。但结果是中西医并用，中药 7 剂，毫无寸功。从治疗效果我们可以得出以下信息：①辨证可能存在失误；②方药可能与病证不一致。

再从病案记载分析，看看中医辨证的四诊要素是否完全。从中我们可以发现，问诊有很多不到位的地方。泄泻的病机关键是脾虚湿盛，而在湿盛泄泻中又有寒湿泄泻与湿热泄泻之不同，前者便溏但无特殊气味，肛门坠胀但无灼热感，后者便溏多有很浓的恶臭味，肛门坠胀但有灼热感。就舌诊来说，真正的湿热泄泻多为黄腻苔。若舌胖，水黄苔，则非湿热，常系脾虚湿阻所致。另外，湖南地理湿气尤盛，黄腻苔在常人当中亦为多见。作为望、闻、问、切四诊，切诊包括脉诊和按诊，对于腹泻的患者来说，腹部的按诊尤为重要。《金匮要略》明确指出："病者腹满，按之不痛为虚，痛者为实。"

根据以上分析，在查房时，我们针对以上四诊的不足，进行重点补漏，结果得出以下证候：腹痛，腹泻，每日 5～6 次，腹痛则泻，泻后痛减，知饥而不欲食，腹中雷鸣，便如清水样、无腥臭味，腹部喜温喜按，舌质淡红，苔薄白，脉沉细。

实验室检查：大便常规，白细胞++++/HP，红细胞 1～5/HP；血常规，中性粒细胞 75.4%，白细胞 7.13×10⁹/L；电解质，血钾 3mmol/L；肝功能，总蛋白 62.1g/L，白蛋白 26.1g/L，球蛋白 36g/L。

我们一起来辨证，分析一下患者的病情，确定病性。首先是八纲辨证，腹部喜温喜按，便如清水样、无腥臭味，舌质淡红，苔薄白，脉沉细，这组症状提示是虚寒证。接下来用脏腑辨证确定病位，泄泻的病位在脾胃，腹痛则泻，泻后痛减，这是肝强脾弱的证候，病位在脾与肝，为脾虚木乘。这样一分析，大家就会明白，此案应断为中土亏虚，脾胃虚寒，肝木乘之。健脾温阳首当其冲，柔肝亦当相随。以理中汤合痛泻要方意组方。停用抗生素，西药双歧菌制剂口服，结合输液平衡水电解质作支持治疗。开中药方如下：

党参 15g，生黄芪 20g，干姜 6g，白术 10g，白扁豆 10g，生山楂 60g，煨葛根 30g，陈皮 6g，炒白芍 10g，谷芽、麦芽各 10g，炙甘草 10g，鸡内金 5g（超微颗粒），石斛 10g。

方以参、芪、术、扁豆健脾益气，伍陈皮理气和中，生山楂、谷麦芽、鸡内金健脾消积。这里大家可能会发现山楂的用量非常大，这是我的个人经验，凡是泄泻、下痢，我都用大量山楂配葛根消积升清，临床经验表明，疗效很理想。配白芍以柔肝，甘草调和诸药。

这里有一点值得注意的是，我们大胆停用了抗生素。这位患者抗生素用了那么久，没什么效果，再用也无益。

12 月 25 日。服上方 6 剂，大便日行 2 次，可见粪渣，病情明显好转。遂以上方为基础，加石榴皮 15g，赤石脂 15g，加强收敛止泻之功。全方调整如下：

党参 15g，葛根 30g，白术 10g，茯苓 30g，干姜 6g，黄芪 30g，山楂 60g，谷芽 10g，麦芽 10g，石榴皮 15g，赤石脂 15g。

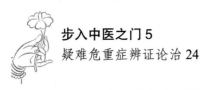

该方基本组方原则和上方并没有多大的出入，只是加了石榴皮、赤石脂两味收敛止泻。用这两味药的技巧在于虚中不夹积，要是夹积了，就不能再用了。

12 月 29 日。大便成形，病情逐步完全缓解。

在此患者的诊治中，我们根据前医的处方疗效不佳，对其四诊进行详细回顾，寻找其遗漏之处，通过对患者的重新四诊，纠正了辨证的错误和不足，从而取得了满意的临床疗效。

病案 2 上半身汗出案

下面再看一个半身汗出的病案诊疗思维过程。

这是一个门诊病例。赵某，男性，64 岁。

2008 年 3 月 2 日初诊。诉说患高血压病、冠心病 5 年，从 2007 年 6 月开始出现心悸，上半身汗出，以左边胸部为甚。上述症状经西医治疗半年没什么效果，于 2007 年 12 月 29 日来我院就诊。当时接诊的是位省级名老中医，诊后开方 6 剂。患者说服方后当天汗出不止加重，自认为药不对症，遂弃余药 5 剂。又在院外转诊中医四五人，未效。

2008 年 3 月 1 日来我院再次求诊，某教授又开方一首，未想服药当天即腹泻 5 次，胃脘不适，并感到提不上气，气向下坠。3 月 2 日到我处初诊时症见：上半身汗出，左侧胸部为甚，提不上气，稍动则气促心悸，纳差，下肢冷，夜尿频，胃脘不适，舌质淡红，苔薄白，脉沉细。

这患者前后治疗半年多未取得明显疗效，可以算个疑难杂症了。我们在分析此案之前，先看看患者两次出现服药不适的脉案，从中我们可以找找治疗无效的原因，也就是说通过无效脉案的分析有助于正确地把握病机。古人说过，前车之覆，后车之鉴。别人没走通的路肯定不对，你得重新分析。

先看 12 月 29 日原脉案：动则心悸，上半身汗出，半夜发潮热则汗出甚，气促，食差，倦怠乏力，舌质淡，苔厚腻，脉弦。

柴胡 10g，当归 10g，茯苓 15g，白术 15g，牡丹皮 10g，山栀子 10g，知母 10g，淫羊藿 10g，巴戟天 10g，仙茅 10g，黄柏 10g，白芍 12g。6 剂。

大家一看就可能明白，这是丹栀逍遥散合二仙汤加减的方。就原脉案分析，我的看法是证当属中气亏虚。营卫出中焦，中焦不运，营卫气无化生之源，卫气虚则不能固表，所以汗出；中气下陷，阴火上承，故见半夜发潮热；潮热则汗出甚实乃阴火蒸津外泄。营气不足，动则耗气，心失所养，动则心悸也就在情理中了。气促，食差，倦怠乏力，舌质淡，苔厚腻，均为脾胃不健之征。然脉弦与证不符，弦脉主病在肝，为什么该医予丹栀逍遥散？可能就是从脉弦结合潮热断定肝经有热。二仙汤实为调节内分泌的一个方子，《中医方剂临床手册》云该方由仙茅、淫羊藿、当归、巴戟天、黄柏、知母 6 味药物所组成，用于治疗更年期综合征、高血压、闭经，以及其他慢性疾病见有肾阴阳不足而虚火上炎者，有温肾阳、补肾精、泻肾火、调理冲任之功效。从患者年龄考虑，正是肾气走向虚弱的时候，加上有高血压，这可能是医者用二仙汤的理由了。但是学习脉学，决不可绝对化，古人说弦脉病在肝，或养阴以柔肝，或息风以镇肝，或苦寒以清肝。其实临床上脉学最宜活看，古人积累的脉学仍需进一步完善。有些高血压的患者一般即使无病脉也多弦，不可就以弦脉而定论。患者证属中气亏虚，与脉不符，当舍脉以从证。四诊合参，当以补中益气为正治。患者服药后为什么会出现汗出过多？大概气弱之人最不宜耗气，逍遥散乃行气耗气之方，气耗则固摄之力受损，汗出过多就更好解释了。

另一教授 3 月 1 日原脉案如下：汗出心悸，动则尤甚，半夜潮热，纳差，胃脘不适，舌质淡红，苔白厚腻，脉弦。

黄芪 20g，党参 15g，砂仁 10g，藿香 10g，茵陈 15g，黄芩 10g，厚朴 10g，陈皮 6g，云茯苓 10g，山楂 10g，鸡内金 10g，甘草 10g。

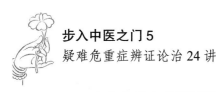
这个方子患者服了即出现腹泻，为什么？从上段分析我们可以看出，患者的症结在于气虚，此方以健脾益气为主，基本合乎病机，服后至少不会出现明显的不良反应，但却出现腹泻，这就需要进一步考虑。通过对上方的分析，我们可以看到方中有茵陈、黄芩两味苦寒的药物，很有可能是这两味药寒伤中阳所导致的，也就是说患者可能不仅存在脾胃气虚，而且也存在阳虚。有人会问第一方中也有牡丹皮、山栀子、黄柏、知母等苦寒的药物，为什么没腹泻，难道就不伤中阳了吗？大家看看第一方就知道了，方中还有 3 味温性的药物，仙茅、淫羊藿、巴戟天，寒热牵制，其偏性就不明显了，所以就不会伤脾阳，因此没导致腹泻。这是我们的推测，是否正确，需要找到佐证。"望而知之谓之神"，与患者交流期间，观其神色形态，发现寒冬已过，大家都只穿两条单裤，这患者仍穿着厚棉裤，进一步询问发现其下肢冷，日夜需以热熨，而且夜尿频频，每夜小便 3～4 次，可以证明患者下焦阳虚，当然中焦不得温煦了，稍进寒凉，脾胃阳气必损，食不得化，泄泻也就在其理了。

再回头看看患者现在的证候：上半身汗出，左侧胸部为甚，提不上气，稍动则气促心悸，纳差，下肢冷，夜尿频，胃脘不适，舌质淡红，苔薄白，脉沉细。这是一个上焦气虚、下焦阳虚的病例了，如何着手？当先治气虚，为何？服药泄泻，脾胃已伤，气机有下陷之势（腹泻，感到气下坠），中焦气陷，清气不升，上焦心肺失养，汗出、心悸则会加重，健脾固气为先，治病当分层次耳。

白参 5g，柴胡 5g，升麻 5g，生黄芪 30g，桔梗 10g，桂枝 10g，生白芍 10g，生龙骨 30g（先煎），生牡蛎 30g（先煎），淫羊藿 10g，炙甘草 10g。3 剂。

方以升陷汤益气升清，桂枝、淫羊藿温阳，生龙骨、生牡蛎镇静安神，收涩止汗。

2008 年 3 月 5 日复诊。患者精神大振，说数月诊治，到你这儿才见效，总算找对了大夫，问我能看好吗？我说不急啊，慢慢来，久病当缓缓图之，不可操之过急。患者非常高兴，说："教授，我就找你治疗，不再找其他人了。"

在我的博文中，我多次说到分层次而治，病情复杂，不可面面俱到，用方过杂，寒热温凉并投，药性相互牵制，常常不能取得即时之效。

干临床，你拿什么取信患者？就是疗效。患者来看病，一诊你只要能缓解其一两个主要不适症状，患者就会回头来继续请你诊治，这是干临床的技巧。我在临床常按照这个思路进行诊治，所以我的患者回头率极高。

问其服药后情况，诉说汗出、心悸大为好转，气短明显减轻，仍纳差、口淡乏味，胃脘仍感不适，下肢冷无明显改善，夜尿次数无减少，舌质淡红，苔薄白，脉沉细。通过第一方的治疗，上焦的气虚症状，心悸、汗出已经得到明显的固护，比较突出的是中焦脾胃气虚的纳差、口淡乏味、胃脘仍感不适证候，还有下焦阳虚的下肢冷、夜尿频等证候，这时候治疗当着手中下焦，健中焦和脾胃，温下元散阴邪。中下焦当同治，方可取得进一步效果。用方如下：

白参 5g，生黄芪 30g，白术 10g，砂仁 6g，紫苏梗 10g，干姜 5g，制附子 6g（先煎），炙甘草 15g，怀牛膝 15g，浮小麦 10g，防风 6g。5 剂。

这方子实际很好分析，前 5 味健脾和胃益气以治中，合四逆汤温阳散寒，以牛膝引入下元以温下，浮小麦、防风固卫以止汗。

2008 年 3 月 10 日再诊。患者诉服上方后，汗出基本止住，夜间小便仅 1 次，心悸仅在劳力过度时发生，说走上 1 里路左右仍感到气提不上来，这点可以说明患者上焦的气虚仍未完全恢复，需进一步巩固。下肢冷未见明显缓解，并补充一症状，说两下肢冷甚就感到下肢骨头酸而不能耐受。舌质淡红，舌根苔白厚腻，脉弦。患者还补充说，以前吃不得一点辛辣的东西，吃了就口腔溃疡，但这次服用附子、干姜后感到很舒服，口腔也没有任何问题发生。这说明什么？请大家思考。用方如下：

生黄芪 30g，白参 5g，升麻 3g，柴胡 5g，制附子 10g（先煎），干姜 6g，白术 10g，砂仁 6g，紫苏梗 10g，桂枝 10g，细辛 3g，鹿角霜 20g，桔梗 10g，麻黄根 10g，炙甘草 10g。5 剂。

药毕，诸症缓解。

第2讲　望诊所得勿轻视，再合医理寻病因

"望而知之谓之神"，望诊在中医的四诊中有着非常重要的地位，在临床上我们望诊时，不能仅将望诊局限于眼中所得，更重要的是要将望诊所得的信息加以深入思考，结合医理，以进一步探明病机。

望诊的内容很多，凡能用眼睛看到的都要观察，包括患者的神色、体型、皮肤颜色、大便、小便、痰等。望诊是根据脏腑、经络等理论诊察疾病的方法。人体外部和五脏六腑关系密切，若脏腑功能活动有变化，必然表现于人体外部的神、色、形、态等各方面。五脏六腑和体表由十二经脉贯通在一起，又分别和全身的皮、肉、脉、筋、骨（五体）相配：肺主皮毛，脾主肌肉，心主血脉，肝主筋，肾主骨。五官亦与五脏相关：鼻为肺之窍，口为脾之窍，舌为心之窍，目为肝之窍，耳为肾之窍。因此，观察体表和五官形态功能的变化征象，可推断内脏的变化。同时还可了解到全身精气的盈亏。精、气、神的变化主要表现在头部和双目，兼反应于全身形态、语言气息、面部色泽乃至脉象、舌象等方面。精充、气足、神旺，是健康的征象；精亏、气虚、神耗，是疾病的原因和表现。因此，望诊不仅可诊察内脏病变，还可了解人体精、气、神的动态变化情况。

有关望诊的一般内容不加以论述，因为这是学中医的人都必须了解的。下面结合病例，说说望诊在临床上的具体运用。

病案1　定时发热

这是一个长期发热不退的病例，住在我院对面的某西医院，由于未能明确诊断，疗效不好，患者前来我院求中医诊治。相对须臾，观察到患者

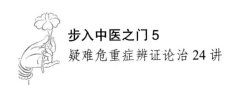

有面色抑郁、沉默不语一症，想到《伤寒论》小柴胡汤证中有"默默然"一症，由此展开问诊，迅速地找到病机之所在。患者仅服用一剂半中药，半月之病，豁然而失。下面是其案诊治经过和辨证的思路。

患者黄某，女，66 岁。因咳嗽、发热入住长沙某市级医院，当时查白细胞 $15.6×10^9/L$，X 线胸片示：左下肺间质性肺炎变？头部 CT 示"多发腔梗"，有乙肝病史。入院后予氨曲南抗感染，还使用了长春西汀及支持疗法等，4 日后热退，复查血常规、胸片正常。再 4 日后发热又起，每日下午 5 ～ 6 时开始，体温高达 40℃。在该院进行多项检查，并做过血培养，均系阴性。住院治疗半月，身热不退，该院进行了大会诊，最后没弄清原因，建议：①停用所有除供能以外的液体，观察病情的发展；②转湘雅医学院附二院进一步检查治疗。

患者之先生，因重症阳气不足，去年夏日厚衣还需烤火，在我处治愈，遂来请教于我，问可否予以中药治疗，为不耽误其西医治疗，告其次日在病房输液前来就诊。

2011 年 8 月 29 日初诊。患者极度疲乏，以推车推入我的办公室。相对之间，观察到患者**极为沉默，问之亦少答复**。从望诊所得"默默然"一症而想到小柴胡汤证。看，中医望诊极为重要！一个医生在当地有了一定影响后，常常会碰到患者没来而由他人代为求方的情况，在这种情况下，我不主张开方，因为四诊不全常常导致辨证失误。当患者面对医者时，医者当凝神观察患者的神色形态，每可从中获得大量辨证信息，有助于辨证更加准确。接下来的问诊便从小柴胡汤证入手，得到以下信息：患者说发热每天都从下午 5 ～ 6 时开始，先冷后发热，口干口苦，胸中烦闷不适，腹部不舒，纳呆，时欲呕，诊其脉数。其每天定时发热乃寒热往来之特殊类型！

此病与小柴胡汤证极为类同，《伤寒论》第 96 条说："伤寒五六日，中风，往来寒热，胸胁苦满，嘿嘿不欲饮食，心烦喜呕，或胸中烦而不呕，或渴，或腹中痛，或胁下痞硬，或心下悸、小便不利，或不渴、身有微热，或咳者，小柴胡汤主之。"

然视其舌，舌红，苔黄厚腻。遂书脉案如下：发热半月不退，高达40℃，寒热定时，发于下午 5~6 时，口干口苦，胸中烦闷不适，腹部不舒，纳呆，舌质红，苔黄厚腻，脉数。此为湿热客于少阳。予以小柴胡汤合蒿芩清胆汤加减：

黄芩 10g，青蒿 10g，滑石 20g，云茯苓 20g，陈皮 10g，法半夏 10g，枳实 10g，竹茹 10g，党参 15g，柴胡 10g，甘草 10g。5 剂。

2011 年 9 月 2 日二诊。患者步入诊室，与一诊已判若两人，诉就诊当天服药 2 次，次日上午服药 1 次，未再发热，精神迅速好转，纳增，腹中不适除，仍感胸中烦热，疲乏，舌质淡红、苔黄腻较前大为减轻，脉濡。

书脉案如下：热邪已退，纳增，疲乏减轻，仍感胸中烦热，舌淡红，苔黄腻而不厚。湿热余邪未尽，予分消三焦法，以三仁汤合栀子豉汤。

杏仁 10g，薏苡仁 10g，白豆蔻 5g，藿香 10g，法半夏 10g，滑石 15g，柴胡 10g，黄芩 10g，淡豆豉 10g，山栀子 10g，云茯苓 20g，炙甘草 10g。5 剂。

少阳之定时寒热、口干口苦等症缓解，而湿热之邪未尽，故以治湿热法，方以杏仁宣上，白豆蔻畅中，薏苡仁、滑石渗下，使湿热之邪从三焦分消，伍以藿香化湿，法半夏燥湿，仍合柴胡、黄芩和解少阳，合栀子豉汤清心膈间之热扰而除心胸之烦热。

2011 年 9 月 8 日三诊。患者无明显不适，热未再复，纳可，胸中烦热除，舌质淡红，苔白，脉沉有力。守上方 7 剂。

此案即为少阳证，何以在运用小柴胡汤的同时合用蒿芩清胆汤呢？这就是我们在学习方剂时要注意的地方。小柴胡汤证，其舌苔多黄，但不腻，

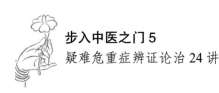

此患者舌质红，苔黄腻，提示病在少阳，但夹有痰湿，也就是少阳湿热证，所以方选蒿芩清胆汤和解少阳，清热化湿。

很多人可能不清楚，蒿芩清胆汤出自晚清名医俞根初的《重订通俗伤寒论》。其实该方就是从小柴胡汤化裁出的。小柴胡汤以柴胡配黄芩和解少阳，其中柴胡苦微寒，散邪外出，黄芩苦寒清解内热，共奏和解之功。蒿芩清胆汤以青蒿代柴胡，青蒿透邪外达之力强于柴胡，气味芳香又可化湿，其性寒于柴胡，所以清热作用又明显大于柴胡。因此，对于少阳热证寒热往来，夹有湿邪，热重于寒者，以此二味和解少阳更为贴切。此为医者当注意的地方。湖南名医李聪甫研究员对蒿芩清胆汤的应用经验丰富，在其病案中，对湿温病的治疗，有近半均以该方加减，值得学习。

病案 2　腹痛腹泻

前文我说了从望诊得出"默默然"一症，随之诊断出为少阳发热，以蒿芩清胆汤获效。再说一个望面得出腹泻病机的病例。

这个病案曾在我的博客中发表过，有些学友可能看过。现在说说当时诊治的辨证思路。

杨某，男，18 岁，学生。患者就诊时的主诉是腹痛腹泻，诉每日上午 9 时腹痛，痛则腹泻，泻则痛减，症已 1 年。当时根据其发腹痛在上午 9 时，正是气血流注足阳明胃经之时，考虑其病在脾胃，"暴泻多实，久泻必虚"，病已 1 年，当判别清楚。通过望诊，我发现患者**两颧、颊部有大量痤疮，凹凸不平，色赤**。遂问其每次大便是否恶臭？答曰，其臭难闻。断为积滞内停，气机郁滞，邪热郁于胃经。为何从面部的望诊转而问其大便是否恶臭呢？《灵枢·经脉》云："胃足阳明之脉，起于**鼻，交颏中**，旁约太阳之脉，**下循鼻外**，入上齿中，还出夹口，环唇，下交承浆，**却循颐后下廉，出大迎，循颊车，上耳前**，过客主人，循发际，至额颅。其支者，从大迎前下人迎，循喉咙，入缺盆，下膈属胃络脾。"《中藏经》说："胃热则面赤如醉人"，故断为阳明有积热。问诊得知大便恶臭，从而推断为阳明积滞内停，壅而化热，循经上攻于面部，则发为痤疮。积滞内停，大便必腐臭不可近人，泻则积滞暂减，故泻则痛减，此与痛泻要方证类似而本质迥然不同。

原脉案如下：杨某，男，18 岁。2011 年 6 月 25 日初诊。诉每日上午 9 时左右腹痛腹胀，痛则腹泻，泻则痛减 1 年，大便恶臭，面部颧颊痤疮累累，凹凸不平，色红，舌质红，苔薄白，脉滑。

柴胡 10g，枳实 10g，生白芍 30g，炙甘草 10g，白术 10g，神曲 10g，九香虫 10g，防风 6g。7 剂。

2011 年 7 月 2 日复诊。面部痤疮大为好转，色淡，皮肤变平，腹痛、腹泻除，大便仍恶臭。重清阳明热邪。

柴胡 10g，枳实 10g，生白芍 30g，炙甘草 10g，白术 10g，神曲 10g，防风 10g，葛根 30g，焦山楂 30g，制大黄 10g，黄芩 10g。10 剂。

一诊重在行气止痛，泻阳明胃火之力与化积消滞之力不足，故而腹痛、腹胀、腹泻症除，而大便气味未减。二诊方加山楂、大黄以祛积滞，黄芩以清火。

2011 年 7 月 20 日再诊。腹痛、腹泻症未再发作，面部痤疮已消失殆尽，大便无特殊气味。嘱其清淡饮食，勿食辛辣炒炸之品，不再予药。

腹痛腹泻与面部痤疮，何以可以一方同治？这就是中医与西医不同的地方。中医注重整体，病虽上下不同，然其病机则一，本案在望诊中充分应用了经络辨证，在问诊中充分运用了经络循行的知识，得以迅速把握了辨证要点，从而准确地把握了病机，此是取得成功的关键！当今很多习中医者，不重视经络辨证的重要性，不知脏腑辨证、六经辨证、三焦辨证等均以经络辨证为基础而来，良可叹也。

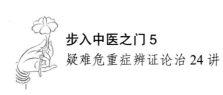
病案 3　呃逆

上文说了一个从阳明经望诊进行辨证治疗腹痛腹泻的案例，下面再说一个从阳明经望诊辨证治疗久治不愈呃逆患者的经过。

陈某，男，17 岁，高中生，湘潭市人。因患呃逆 3 个月治疗不愈，所以多方打听，想找一个好医生治疗。一由我治愈的该地患者将他推荐到我处诊治。

2012 年 7 月 12 日初诊。其诉说很有意思，说呃逆 3 个月，每发呃声一连串，而且呃声很响亮，上课的时候由于呃声不断，常常导致同学们哄堂大笑，弄得课堂很乱，老师都没办法讲课。后来，实在忍不住时只好用两手捂住鼻、嘴以减小呃声。多方求医，一直没能缓解。

大凡看病，与患者一接触，作为医者，就应对患者进行详细望诊。望诊对于做好中医来说极为重要，为什么？经云："望而知之谓之神，闻而知之谓之圣，问而知之谓之工，切而知之谓之巧。"把望诊放在了中医临床的第一位，可见其重要性。望诊可为医者提供大量的辨证信息。

患者述说病史时，我一边听，一边对患者进行全身望诊，发现**患者形体壮实，额头上长满了成片的红色类似痤疮样的东西，面部色泽偏红。**

呃逆多为胃气上逆动膈所致，**足阳明胃经"循发际，至额颅"。**《中藏经》说："胃热则面赤如醉人。"患者额上生疮，面色偏红，于是考虑其呃逆可能系阳明胃热上冲动膈所致，接下来我的问诊便从经脉入手了。问其身上还有疮疹吗？患者解开上衣，说胸部也有。果不其然，在患者两乳上部以阳明胃经循行部位为中心的地方有很多散在的周围色红的脓疮。由此推断，患者属阳明胃火上冲的呃逆可能性就很大了。这就需要进一步的问诊加以印证，接下来的问诊，患者说口干喜冷饮，大便干燥。视其舌苔，舌质红，苔黄干。诊其脉大而有力。

综合一下四诊所得：呃逆阵发，其声响亮，额、胸生疮，色红，口干喜冷饮，大便干燥，舌质红，苔黄干，脉大而有力。这是一个典型的阳明胃火上逆证。视其前医所用方，多为丁香柿蒂汤、旋覆代赭汤、香砂六君子汤等加减，多为套方，方不对证，所以也就不效了。治当清热和胃，降逆止呃。选方我想学过中医内科的都知道，竹叶石膏汤加减。

竹叶 10g，石膏 30g（先煎），半夏 10g，麦冬 10g，沙参 10g，甘草 10g，竹茹 10g，枇杷叶 10g，芦根 30g，刀豆子 10g，制大黄 10g。7 剂。

方以竹叶、石膏清泻胃火；麦冬、沙参（改人参为沙参）养阴益胃；半夏和胃降逆；竹茹、枇杷叶、芦根、刀豆子清解胃热，降逆止呃；便秘加制大黄，一可泻阳明之热，二可通腑降浊，腑气不通，每致胃气上逆也。

二诊。说前方服用 3 剂后，呃逆即止；7 剂服毕，额、胸生疮亦愈大半，大便亦畅，要求进一步诊治。遂以泻阳明胃火、清热解毒为法，用方如下：

石膏 30g（先煎），知母 10g，芦根 30g，天花粉 15g，黄芩 10g，赤芍 10g，生甘草 10g。10 剂。

呃逆已止，额、胸生疮为主症，因其在阳明胃经，故从清解阳明热毒为治，方以白虎汤清胃火，加芦根、天花粉、黄芩清热解毒。三者均行阳明经，芦根为治痈疡要品，古方千金苇茎汤即为治肺痈之效方。张锡纯《医学衷中参西录》说："天花粉……善通行经络，解一切疮家热毒。"张志聪《本草崇原》说："黄芩色黄内空，能清肠胃之热；外肌皮而性寒，能清肌表之热……火热之气留于肌肉皮肤，则为恶疮疽蚀。恶疮疽蚀名曰火疡，黄芩治之，清肌表也。"可见三者均具有良好的清热解毒治疮之功效。生甘草清热解毒，调和诸药。

第3讲 标本缓急宜分清，治分先后有章法

临床所见，患者病情单一者少，而病情复杂者多，常常是表里并存、虚实夹杂、寒热相兼，等等不一。对于初学者来说，其治颇感棘手。其实对于此类疾病，古人早有论述，如《素问·标本病传论》说："间者并行，甚者独行。"《金匮要略》说："夫病痼疾，加以卒病，当先治其卒病，后乃治其痼疾也""病有急当救里救表者，何谓也？师曰：病，医下之，续得下利清谷不止，身体疼痛者，急当救里；后身体疼痛，清便自调者，急当救表也。"由此可见，表里同病，有先解表后治里、先治里后解表以及表里同治之不同。通过研究古医籍，阅读大量医案，其治病章法必会被逐渐掌握。

下面我们举例讨论在病情十分复杂时，如何制定治疗方略。

病案 1　肺癌—呕吐—便秘

先说一个男性患者，70 岁，2009 年 2 月 21 日初诊。住院号 58245。入院时患者说半月前出现咳嗽咳痰，半个月时间瘦了 9 斤，同时出现上腹部胀满，时有呕吐，黑便。湘雅医院胸部 CT 示：右下肺脊柱旁占位影，考虑肺癌。胃镜检查显示：胃食管反流，十二指肠淤滞，非萎缩性胃窦胃炎。既往有胆结石、慢性胆囊炎、双肾结石。患习惯性便秘已有 6 个月，大便常 1 周至半个月 1 次，干燥如羊屎，难以解出，最多时每日用酚酞 20 片仍难排出。经西药治疗 10 余日，诸症未见明显减轻。

入院时症见：咳嗽，咳黄痰量少，无胸痛、咯血，大便 10 余日未解，腹痛腹胀，叩之呈鼓音，纳差，当日呕吐胃内容物 1 次，畏寒乏力，口干

口苦，舌质淡红，苔薄黄，脉沉细无力。

初学中医的对于这样一个多病集于一身、诸症繁杂的患者，可能就会感到非常棘手。不知是先治肺癌，还是先治胃病，还是先治习惯性便秘？

这就需要我们合理选择治疗的突破口了。肺癌患者，已放弃手术、化疗、放疗，而且临床症状不重，可暂不作为第一步中药治疗的重点，重点是什么？是呕吐。患者不能食，日久胃气必衰败，病必加重。因此，首次用方当以降逆止呕为主。我们把患者除肺部疾患外的症状简单归纳一下：**腹痛腹胀，叩之呈鼓音，时呕，当日呕吐胃内容物 1 次，畏寒乏力，口干口苦，大便 10 余日未解，舌质淡红，苔薄黄，脉沉细无力。**呕为胃气不降，畏寒乏力为阳气亏虚，大便 10 余日未解、腹胀痛为腑气不通，结合舌脉，我们当考虑脾胃阳气亏虚，胃气不降，腑气不通。治疗当降气止呕和胃，佐以温阳理气通腑。

法半夏 10g，赭石 30g（先煎），熟大黄 10g，木香 6g，莱菔子 10g，枳壳 6g，当归 10g，制附子 3g。2 剂。

方以法半夏、赭石降气止呕，当归润肠，熟大黄缓泻通腑（虑其病久正气亏虚，而不用生大黄峻下），以附子温阳，莱菔子、木香理气除胀。

患者服药 1 剂，呕即止；第二剂矢气频而腹胀减，欲便，但便不出，予灌肠 1 次，但排便不多。

二诊。患者呕止，仍感腹胀，但有明显减轻，大便欲解不出，口干舌燥，思冷饮，舌质红，少苔，脉沉。咳嗽咳痰症状无明显变化。四诊合参，患者证属阴津亏虚，肠道失润。方以增液汤合济川煎。

生地黄 15g，麦冬 15g，玄参 15g，怀牛膝 15g，当归 20g，制大黄 15g，肉苁蓉 15g，升麻 3g，枳实 10g，桔梗 10g，紫菀 10g。

济川煎为张景岳所创，治虚秘极佳，其中即取升麻配枳壳升降气机，

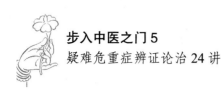

以协肉苁蓉、当归、怀牛膝的补虚通便之功。所憾今人对景岳的组方之旨能理解者鲜矣，故今人用此方者亦不多。以生地黄、麦冬、玄参养阴，怀牛膝、当归、制大黄、肉苁蓉润肠通便，升麻、枳实升清降浊，佐入桔梗、紫菀宣肺通便。在临床工作时间长的中医都知道，老年人习惯性便秘如果一味地使用西药通下，则愈通愈秘。很多患者习惯性便秘不得缓解，问题就出在这儿。但是现在的很多患者就是想不到找中医治疗，为什么？西医的治疗方法好理解，大便不通用泻药就是，全然不知这泻药是习惯性便秘不得根治的罪魁祸首。

患者服药第二日大便即顺利解出，3 剂毕，大便日一解，胃脘部仍感胀满，口干，舌少津仍无苔，脉沉。此阴津未复，腑气仍有阻滞之险，前方再进 5 剂。

再服 5 剂后，大便正常，每日一行。患者说，这便秘苦了我半年了，你们总算解决了我的一个最大的问题。但胃脘部仍有轻度胀感，舌质红，少津。六腑以通为用，患者十二指肠淤滞，在中医来说正是中焦气机不通。综合分析，其病机关键在于阴亏肠道失润。再进 3 剂，胃肠诸症缓解。

大家可能要问，肺癌你用药了吗？用了，胸腺肽静脉滴注加上能量支持，患者不手术、化疗、放疗，剩下的就只有免疫治疗、中医治疗了。

为什么要先治胃肠？如果这患者从一开始就着手肺癌，中药必不能取得什么效果，呕吐不去，药不入肠，岂能生效？**此为该病治疗的第一关键。**

胃肠诸症消失，即转手治肺癌。大凡肿瘤久病多存在两方面的病机，一是痰瘀毒结聚，二是正气亏虚。《内经》说"结者散之""坚者削之""虚者补之"，该如何确定治疗攻补的比例呢？《医宗必读·积聚》说："积之成也，正气不足，而后邪气居之。……初中末三法不可不讲也。初者，病邪初起，正气尚强，邪气尚浅，则任受攻；中者，受病渐久，邪气较深，正气较弱，任受且攻且补；末者，病魔经久，邪气侵凌，正气消残，则任受补。盖积之为义，日积月累，非伊朝夕，所以去之亦当有渐，太亟则伤正气，正气伤则不能运化，而邪反固矣。"《景岳全书·杂症谟·积聚论治》则对攻补法的应用做了很好的概括，**"治积之要，在知攻补之宜，而攻补之宜，当于孰缓孰急中辨之。"** 患者形体消瘦，脾胃不和，纳差已久，必正气虚羸，因此，治法当益气固正为先，佐以软坚化痰散结，攻补兼施，以补为主，以攻为辅，步步不伤正气为其要点。患者仍咳嗽，咳少量黄痰，右肋隐胀（胆结石），口干，舌淡红，脉沉细无力。辨证为肺气亏虚，痰瘀互结。遂转方如下：

白参 5g，灵芝菌 15g，薏苡仁 30g，白术 10g，当归 15g，桔梗 10g，紫菀 10g，海藻 15g，昆布 15g，露蜂房 10g，浙贝母 10g，生牡蛎 30g（先煎），旋覆花 6g，茜草 10g，全蝎 3g（研末冲）。

方以白参、灵芝菌益气扶正；薏苡仁、白术健脾化痰；桔梗、紫菀化痰止咳；海藻、昆布、露蜂房、浙贝母、生牡蛎软坚化痰散结；旋覆花、茜草辛润通络，此二味之用即《金匮要略》中治肝着之旋覆花汤（按原安徽中医学院查少农教授与中国中医科学院郑金生研究员考证，认为可用茜草代替该方中的新绛）；露蜂房、全蝎搜络剔痰。

本案病证虽复杂，而每一步治疗均把握标本缓急，止呕—通便—益气扶正，化瘀散结，步步有法，层次井然，系其获得良效的关键。

病案 2　心衰复感外邪

周某，男，77 岁。住院号 54227。这位患者就是《步入中医之门 1》第 11 讲中提到的冠心病重度心衰，经中药抢救转危为安的患者。这位老人深信中医药的疗效，家住某医科大学附二院附近，但就是不到该院诊治，舍近求远，心衰病发了、加重了就到我们中医院治疗。用他的话说，"我最后就要死在你们的医院里！"

此次心衰再度加重来院治疗，住院医生用的还是硝普钠、美托洛尔、

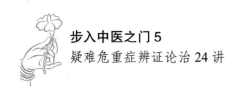

欣康（单硝酸异山梨酯）、ACEI、螺内酯、地高辛、氢氯噻嗪、间断使用呋塞米静脉滴注等常规西药治疗。2007 年 7 月 12 日入院检查结果，胸部 CT：双肺纹理明显增多增粗，双肺呈磨玻璃样改变，左肺斜裂可见片状高密度阴影，主、肺动脉扩大，心影明显增大，以左室明显，双肺胸腔内可见弧线状高密度阴影。意见：肺淤血，双侧胸腔少量积液，心功能不全。腹部超声：腹腔内可见液性暗区，最深约 45mm，随体位改变而移动，内有肠管漂浮，考虑腹水。入院治疗 10 天，病情未见明显缓解，仍面浮肢肿，胸闷气促，难以平卧，咳嗽，动则气短，心悸心慌，脉沉细微。

这是个终末期心脏病患者，病情反反复复，大部分时间生活质量很差，来院的时候可以说是病情很重，10 余天效果不好。家属也很理解："救不了就救不了吧，只要减少他的痛苦就行了。"别无所求，根本没抱什么希望。所以主治医生查看患者后亦未请我看。

2007 年 7 月 24 日，患者受寒出现头痛，四肢酸楚，鼻塞流涕，发热 38℃，口干，汗出。查：扁桃体 I 度肿大，颈静脉充盈，面浮，双下肢重度水肿。舌质淡红，苔薄白，脉浮数。7 月 25 日管床医师予以疏风解表，方以银翘散加减，并予头孢替唑钠抗感染、麝香注射液退热。5 日而热不退。

7 月 29 日主治医师邀我同看患者，患者发热依旧未退，面部浮肿，汗出，恶风，每日下午先恶寒再发热，口干，纳差，小便少，胸闷气促，不能平卧，头晕，四肢不温，双下肢重度水肿，舌质淡胖，边有齿痕，脉沉细结代。

大家仔细看这组症状，既有严重的心衰症状，又有上呼吸道感染的表现。从中医的角度说，素有阳虚水停，复加外感，病情甚为复杂。但二者皆急，如何权衡用方治疗？《金匮要略》说："夫病痼疾，加以卒病，当先治其卒病，后乃治其痼疾也。"一般来说，表里同病，当先解表，后治其里，但就此患者来说是先解表呢？还是表里同治呢？

先一起来分析一下病情，患者入院症见面浮肢肿，胸闷气促，难以平卧，动则气短，双下肢重度水肿，四肢不温，脉沉细微结代。这些都为心衰症状，为痼疾里证，中医四诊合参，当辨证为肾阳虚衰，气化失司，水湿内停。感寒后出现头痛，四肢酸楚，鼻塞流涕，发热，口干，汗出，舌质淡红，苔薄白，脉浮数，当为风寒客于太阳。经治不愈，每日下午先恶寒再发热，此为寒热往来，表明邪已从太阳内传少阳，此为新病外感。临床上稍有经验的医生都会知道，心衰患者要是感冒了，病情会迅速加重。如何做到迅速解除外邪，对心衰治疗是很重要的。中医治病，表里皆病，一般情况先解其表，后治其里，若二者皆重，又当表里同治。

患者素体少阴阳气亏虚，邪从外袭，在太阳未解，内传少阳，"间者并行"，表里皆重，当表里同治。故治以小柴胡加桂汤意出入解太阳、少阳外感之邪气，方以柴胡、黄芩和解少阳，桂枝、防风辛散风寒；以真武汤意温阳利水，西药治疗未予改变。处方如下：

柴胡 10g，黄芩 10g，防风 10g，桂枝 10g，制附子 10g（先煎），白术 10g，白参 10g，茯苓 10g，炙甘草 10g。2 剂。

10 月 31 日查房，寒热症除，热退，不咳，表证已解。仍胸闷气促，不能平卧，腹胀，四肢不温，双下肢重度水肿，小便量少，舌质淡胖，边有齿痕，脉沉细结代。表证已解，当独治其里，此即《素问》所说的"甚者独行"。根据四诊，辨证为脾肾阳气虚衰，气化失司。方以真武汤加减，温阳化气利水，脾虚则水不得运，湿阻则气行被阻，佐入健脾理气之品。用方如下：

白参 5g，黄芪 30g，茯苓 20g，仙茅 10g，淫羊藿 10g，制附子 10g（先煎），桂枝 10g，陈皮 6g，砂仁 6g（后下），紫苏梗 10g，炙甘草 10g。

方以仙茅、淫羊藿、制附子温补肾阳；桂枝通阳化气利水；白参、黄芪、茯苓益气健脾渗湿；陈皮、砂仁、紫苏梗理气除胀，疏利气机以促水

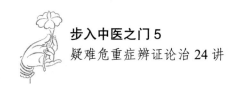

行，盖水停则气机每每受阻，故利水常需加理气之品。

服上方后小便量大增，水肿渐消，四肢渐转温，在西药基本未变的情况下，疗效大为改观，不足 10 余日水肿尽消，可以说完全达到了西医要求的"干体重"的标准，并且没有出现任何电解质的失衡。

在病房工作时间长了，我有一种感慨，当然也和很多医家的看法一致，就是当今的中医院西化得太严重，中医出身的医生们，很多人不相信中医能治疗危重疾病，碰到危重症的时候，脑子里只有西医的抢救方法，动手用药首先考虑的是西药，全然想不起自己是学中医的，根本想不到中医对很多危重症具有良好的疗效，而且很难做到正确辨证运用中医药，诚可叹也！此案可足证。

治湿温有一句话："通阳不在温，而在利小便。"而在心内科治疗心衰，我认为：**只看小便利，心衰就有戏！** 为什么？重度心衰的患者，多为阳气亏虚，每每导致气化失司，水液内停，小便不利，水肿日渐加重。如果通过治疗，小便量增，能反证阳气渐回，气化有司，病当好转。此个人心得，与同道交流耳。西医治疗心衰把利尿药当作基石，在某种程度上与中医存在医理上的一致。

此案根据表里病皆重，采取表里同治的方法，表解而转为治里为主，与第一案逐症解决有明显不同。

病案 3　心悸—气促—水肿

患者刘某，男，45 岁。病案号 55121。因反复阵发性心悸 6 年，再发加重伴气促、下肢水肿 3 个月入院。患者 6 年前开始出现阵发性心悸，曾在长沙各大医院门诊、住院治疗，诊为"冠心病"，虽一直治疗，但病情不稳定。3 个月前开始出现胸闷，动则气短，并有下肢水肿，经西医治疗效微，为求中西医结合治疗来我科住院。入院后，经使用西药美托洛尔、肠溶阿司匹林、欣康、ATP 等口服，极化液、丹参粉针静脉滴注，中药以瓜蒌薤白半夏汤加益气养心安神药口服，治疗半月，病情无明显缓解，心悸日发数次。

24 小时动态心电图示：阵发性窦性心动过速。日发 5 次，均为活动时发生，最快心率 150 次/分，持续 20 分钟。**注意：每次发作都在活动时，提示气亏，劳则耗气也。有时候西医的相关功能检查是可以作为中医辨证参考依据的。**

心脏彩超：各心腔值正常。EF：61%，FS：32.4%。

2007 年 10 月 4 日会诊。患者诉心悸，每因劳累而发，近期尤为严重，稍动即心悸，徒步上楼，一口气最多两层，必休息方可。自感提不上气（气短），呼吸费力，不咳，夜寐欠安，夜尿频，腰酸痛，性欲冷淡已久，扪之四肢不温，双下肢胫前及足部凹陷性水肿。舌质淡红，苔薄白，脉沉细。

会诊完毕，开出一升陷汤来。有学生说："老师，我看您看心脏病就那几张方，升陷汤用得最多，可以给我们讲讲这个患者为什么又要这么用吗？"

根据患者症状综合分析，元阳不足为其病机之一，腰酸痛，性欲冷淡已久，扪之四肢不温，双下肢胫前及足部凹陷性水肿为其佐证。元气为五脏之根本，元气不足，则上焦心肺之气亦不足，故有心悸、气短，动则加剧，古人所言"劳则耗气"，劳则症状加重，气虚无疑，此其病机之二。

如何入手治疗？**笔者经验，凡治病，当分层而治，各个击破，如若眉毛胡子一把抓，药力分散，不能直取病机关键，取效必不易。**对于上有心肺之气虚，下有肾阳不足，水湿停留，而心功能又不太差的心脏病患者，当先抓其主要矛盾，患者以心悸为主症，其他症状均为次症，当先固上焦心肺之气，后补下焦肾元虚弱，此所谓"急则治其标"也。

心悸劳则发作，心气虚无疑；短气动则加重，肺气虚肯定。心肺气虚，当求之于宗气，宗气乃胸中之大气，是脏腑功能活动形成的后天之气，"以水谷之气为养料，以胸中之地为宅窟"，总理心肺功能，鼓动心肺动而不息，为一身诸气之纲领。《灵枢·邪客》曰："宗气积于胸中，出于喉咙，

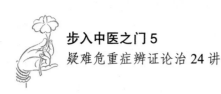
以贯心脉而行呼吸焉。"宗气"宗心肺而主爕理"，心肺的功能活动有赖于宗气的激发与推动，宗气一方面通过其司呼吸之职而直接控制肺脏自身的盈缩，另一方面又通过心气对肺气的控制和反馈机制来调整呼吸，而这一过程，便是宗气对心、肺二脏的爕理作用。宗气"贯心脉以行气血""**心在膈上，原悬于大气之中，大气既陷，而心无所附丽也。**"心搏的发生与持续有赖于宗气，《素问·平人气象论》曰："胃之大络，名曰虚里，贯膈络肺，出于左乳下，其动应衣，脉宗气也。盛喘数绝者，则病在中，结而横有积矣。绝不至曰死，乳之下其动应衣，宗气泄也。"故先以升陷汤加减升补宗气。

生黄芪 30g，人参须 15g，升麻 3g，柴胡 5g，桔梗 6g，知母 6g，砂仁 6g（后下），酸枣仁 10g，柏子仁 10g，炙甘草 30g，当归 10g。

方以升陷汤固宗气，加酸枣仁、柏子仁养心安神；大剂炙甘草伍当归系取炙甘草汤之意，《伤寒论》说："脉结代，心动悸，炙甘草汤主之。"用古人方，重在取方之意，视病情而定，可全方使用，亦可取其方意，用其主药，"医不可无方，但亦不必执方。"

10 月 9 日二诊。患者心悸发作次数大为减少，气短、夜寐明显改善，仍腰酸痛，夜尿频，扪之四肢不温，双下肢胫前及足部凹陷性水肿，舌质淡红，苔薄白，脉沉细。上焦宗气已渐固，转手以治下焦肾阳亏虚之证，阳虚气不化水，水湿内停，以真武汤为最合法。夜尿频，肾阳虚不能固摄，佐入缩泉丸方意。伍黄芪、党参、龙齿益心肺之气而安神。

制附子 6g（先煎），桂枝 10g，白术 10g，白芍 6g，茯苓 20g，黄芪 50g，党参 10g，龙齿 30g，益智仁 10g，山药 10g。

10 月 13 日。患者胫前水肿明显消退，心悸数天仅发作一次，夜尿次数减少。效不更方，上方加淫羊藿、巴戟天温补元阳，此二味为治阳痿、性欲冷淡之要药。用药又较前更进一步。

10 月 17 日。患者心悸未再发作，下肢水肿消失，夜间不再起床小便，惟四肢不温尚未完全改善，上方制附子改为 10g，增强温肾阳之功。

10 月 19 日。四肢已转温暖，心悸未再发作，病情稳定，出院转门诊诊治。

这个病案，患者主症有气短、动则心悸—四肢不温，下肢水肿—夜尿频，阳痿，治疗以升补宗气—温肾化气—温补固摄，步步为法，前后章法井然，故其效斐然。

古人说：**凡治病前后不循缓急之法，虑其动手便错**。作为一名好的中医，要学会正确地判断一个患者数症同存，何者为急，何者为缓，也就是要学会判断哪些症状易为药物很快缓解，哪些症状可以缓一步解决，这样在临床上就不会被错综复杂的症候所困惑，做到步步有法，用药投方层次清晰，症随药减，随着症状的一个个解决，患者就会感到中医疗效的可靠。**在当前中医医疗不被看好的情况下，赢得患者的信赖是非常重要的。**

病案 4　咳血

再说一个咳血案的治疗。此案根本病机系肺阴亏虚，由于阴虚导致火旺而动血，其治疗突破常法，先以苦寒折其亢盛之火，再以甘寒、咸寒复其旧，患者得以踏入坦途，治法前后有序，故取佳效。

这是个住院的患者，女性，60 岁，入院前已经咳血 1 周，经静脉滴注氨基己酸（EACA）和抗生素没有什么明显的效果。入院的第二天，我跟着住院医师一起去查看这个患者。当时患者的舌质干，光红无苔，咳嗽痰少质黏，咳血鲜红，纳差，大便干结，脉沉细。主管医生的处理就是静脉滴注 EACA、头孢噻肟钠抗感染，并没有用垂体后叶素类的药物，为什么？患者有冠心病心绞痛的病史。X 线胸片示右下肺感染，没有结核的征象。血常规显示血小板很低，20×10^9/L。很显然，这患者属于肺阴虚，阴虚火旺。最适

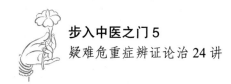
宜的方子便是百合固金汤。可是我却开出这么个方来：

黄芩 10g，黄连 6g，生大黄 10g。1 剂，自煎。

当时，就有人问我为什么一个阴虚火旺的患者却开出个泻实火的方子来。有一点大家应该活看，阴虚火旺的出血患者，尽管我们《中医内科学》上说的是滋阴降火，凉血止血。但这治则常常难以取得速效，为什么？就**是虚火太旺，滋阴的药物常常不能很快地折下火势，必须以苦寒之品直折火势，方能取得捷效**，这是笔者多年临床实践所验证的。

对《金匮要略》学得比较好的同道，一眼就可看出，这方子是该书中的大黄黄连泻心汤。原文说："心气不足，吐血衄血者，泻心汤主之。"《医宗金鉴》说："心气'不足'二字，当是'有余'二字。若是不足，如何用此方治之，必是传写之讹。心气有余，热盛也，热盛而伤阳络，迫血妄行，为吐为衄。故以大黄、黄连、黄芩大苦大寒，直泻三焦之热，热去而吐衄自止矣。"本方对于热甚火旺动血而吐血、咳血者，其效特佳。

当日下午患者服下第一煎，晚上咳血便止。次日查房，除血止外，其他各症依然。转手滋阴降火，凉血止血。于是更方于下：

百合 30g，生地黄 15g，熟地黄 15g，玄参 15g，川贝母 10g，桔梗 10g，麦冬 10g，芍药 10g，仙鹤草 30g，白及 10g，白茅根 20g。5 剂。

此方就是百合固金汤加上仙鹤草、白及、白茅根三味止血药，但这三味作用并不相同，仙鹤草益气化瘀止血，白及收涩止血，白茅根凉血止血。

百合固金汤出自《慎斋遗书》，熟地黄、生地黄、当归身各三钱，白芍、甘草各一钱，桔梗、玄参各八分，贝母、麦冬、百合各一钱半。方中百合、生熟地黄滋养肺肾阴液，同为君药（金水相生）；麦冬助百合以养肺阴，清肺热，玄参助生熟地黄以益肾阴，降虚火，共为臣药；当归、芍药养血和营，贝母、桔梗化痰止咳为佐；甘草调和诸药为使。诸药合用，使阴液恢复，肺金得固，则咳嗽、吐血诸症自愈。

5 日后再次查房，患者一直未再出现咳血，纳增，舌质光红无苔，但有很多瘀点散布在舌面舌底，脉细。证属肺阴亏虚，兼有瘀血内停，治当仍以百合固金汤养阴降火润肺，佐以化瘀，于是更方如下：

百合 30g，生地黄 15g，熟地黄 15g，玄参 15g，川贝母 10g，桔梗 10g，麦冬 10g，芍药 10g，三七 3g（研末冲），花蕊石 30g，丹参 20g。5 剂。

有人问我，这患者血小板很低（患者拒绝输注血小板），怎么能用三七、丹参化瘀呢？活血药对于血小板低的人很容易造成再出血。其实这是中西医理论的混淆，现代药理研究证明活血药具有降黏促溶的作用，有出血倾向的患者是不可以用的。但从中医理论来看，本病首用苦寒泻火止血，苦寒的药物最宜留瘀，所以后面就出现了舌质有大量散在瘀斑的征象。中医理论认为"瘀血不祛，新血不能归经"，这瘀血如果不进行治疗，势必会再诱发出血。三七、花蕊石既能活血，也能止血，用之自当无需顾忌。丹参一物，功同四物，和血而不破血，也无造成再出血的弊端，可大胆使用。

再进 5 剂，患者舌质变润，舌质瘀斑消，遂以八珍汤加减带药出院。

此案以苦寒先折其火以塞流—滋阴降火以澄源—益阴化瘀复其旧，治疗前后有序，灵活变通而章法不乱。塞流、澄源、复旧虽为妇科止血三步之法，其实对于内科出血的患者来说，也不能越其常规，为医者重在圆机活法。

病案 5　脑梗死

这是个住院患者，病案号 55045。男性，70 岁，什么病？因支气管哮喘、冠心病入院，支气管哮喘控制了，但在住院期间并发了颞叶脑梗死。这位患者住到我们中医院，就是不吃中药。主管医师就按西医常规处理，治疗半个多月，患者的情况越来越差，慢慢地不思饮食，每日进食非常少，

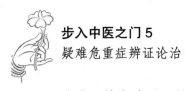

头痛，倦怠嗜睡，整个人精神不振。病情没好转，家属就有意见了。

时在国庆节，接到总值班的电话（2007 年 10 月 2 日），我去看这患者，看了看患者的舌苔，光红无苔，切其脉细弱。其实很简单，从症状上分析，患者是脾胃气阴亏虚。西药疗效不好，当然要用中药，怎么用？先开其胃气，患者能进食，其他的就好办了。《内经》说："有胃气则生，无胃气则死""谷不入，半日则气衰，一日则气少矣。"若不能很快地解决进食问题，接下来病情就会诸症蜂起！**把握胃气是危重症治疗中至关重要的一个环节！**

不思饮食，胃气衰败，西药疗效远不如中药，这一点大家一定要牢记！看完患者，我说吃点中药吧？患者就说中药不能吃，一吃就吐，其女儿也跟着说，中药是吃不得的。这样的患者你说怎么办？整个就不配合！

继续按常规用西药，患者的病情很难在短时间内有改观，得想点办法！于是，我就告诉患者及其家属说，我给你开个方，就开 1 剂，药不苦，保证吃下去不会吐，吃不下也就 5 块钱，我给你出得了。这下患者就不好意思了，说你开个方吧，我们试试！什么方？当然先要辨证，患者不思饮食，精神倦怠，舌质红，少苔，脉细弱，一派脾胃气阴两亏的症状，当然要补益脾胃之气阴。但药要以清淡为主，要不真吐了，就会更麻烦。用方如下：

生黄芪 30g，麦冬 10g，玉竹 10g，石斛 15g，怀山药 10g，芡实 10g，苏梗 10g。

这方极简，就从益气健脾、养胃和胃入手。大凡治病宜分层次，虽然这患者是中风，但目前主要的矛盾是不食，只要解决了这个问题，患者一能进食，患者家属就会认为病情好转。大凡看病，取得病家的认同最为重要。古人不是说了嘛，不信医者不治！

服药第二日的一大早，陪护的女儿还没起床，老人就催着要买早点。呵呵，胃气来复了，患者就对中药感兴趣了，找到值班医生，要到处方，连吃 5 剂。

10 月 8 日上班，患者家属来到我的办公室说，老人吃了中药很好，要求再续方。这时候就该我牛气了，呵呵。我说，你不是不信中药嘛？家属说，不是我们不信，是以前生病看过中医，第一次吃中药就吐得不行，所以再也不敢吃中药了。这患者道出了一个实情，有时候患者不吃中药，并非病家的错，而是我们做中医的没开好方带来的负面效应！

患者舌质淡红，苔白，脉细弱。仍守前法，佐入通络之品，患者头痛啊，通则不痛，痛则不通。遂疏方如下：

生黄芪 30g，麦冬 10g，玉竹 10g，石斛 15g，怀山药 10g，芡实 10g，苏梗 10g，蔓荆子 10g，天麻 10g，丹参 20g，露蜂房 10g。

仍以固护中焦为主，为什么？老人病久，脾胃亏虚，不可轻易全以峻猛化瘀搜剔之品损伤脾胃。方以生黄芪、麦冬、玉竹、石斛、怀山药、芡实、苏梗补益脾胃之气阴，头痛佐入蔓荆子、天麻祛风，丹参、露蜂房通络止痛。

10 月 12 日。头痛大减，已可下床，纳可，二便正常。效不更方，前方损益再进。

生黄芪 30g，麦冬 10g，玉竹 10g，石斛 15g，怀山药 10g，芡实 10g，苏梗 10g，蔓荆子 10g，天麻 10g，丹参 20g，露蜂房 10g，全蝎 3g（研末冲服），蜈蚣 1 条（研末冲服）。

患者脾胃渐健，故在前方中加入全蝎、蜈蚣增强通络止痛之功效。

此患者因支气管哮喘、冠心病入院，支气管哮喘控制了，后并发了颞叶脑梗死，但在辨证治疗中，根据急则治标、缓则治本的原则，**首先解决患者胃气衰败，使治疗立于不败之地**，然后进一步治疗脑梗死，亦可谓缓急有序，临证不乱。

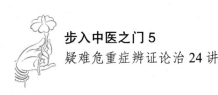
病案 6　咳嗽—便秘

先看原脉案：王某，男，70 岁。2011 年 9 月 25 日初诊。咳嗽半月，经抗生素治疗，病情未见明显好转。刻诊症见：胸闷，咳嗽痰白稠，难以咳出，腹胀难忍，大便干结，10 余日未解，舌红，苔黄，脉细弦。

大黄 10g，厚朴 10g，枳实 10g，莱菔子 30g，杏仁 10g，瓜蒌仁 15g。

9 月 26 日二诊。服药 1 剂，泻下大便盈盆，腹胀即消，胸闷亦减，舌红苔少，脉细弦。转方如下：

沙参 10g，麦冬 10g，天花粉 10g，玉竹 10g，白扁豆 10g，前胡 10g，紫菀 10g，款冬花 10g，芦根 20g。7 剂。

咳大减，再进 5 剂咳愈。

这个患者是我院一个职工的父亲，由于外伤住入我院骨科，卧床不起，期间并发了肺部感染，骨科大夫们先后给予了 6 种抗生素治疗，但肺部感染未能有效控制，并且逐渐加重，无奈只好请内科会诊。症见：胸闷，咳嗽，痰白稠，难以咳出，腹胀难忍，大便干结，10 余日未解，舌红，苔黄，脉细弦。

很明显，证系上有痰热蕴肺，下有阳明腑实，治应清肺化痰，泻腑通便，双管齐下。当时，根据患者咳嗽同时有便秘 10 余日不解，腹胀难忍，决定将通泻大肠使腑气下降作为首诊的治疗重点，为什么？肺与大肠相表里，阳明大肠不通，腑气必然循经上迫于肺，以致肺气难以下降清肃，则咳嗽难止，胸闷难除。方以吴瑭宣白承气汤意化裁，以大黄、厚朴、枳实、莱菔子通腑泻热，理气通腑，便通肺气自降；杏仁、瓜蒌仁化痰止咳，且二味有润肠通便之功。服药 1 剂，泻下大便盈盆，腹胀即消，胸闷亦减，说明先通其腑治疗策略的正确性。接下来，症见舌红苔少，脉细弦，说明痰热和阳明积热已经损伤了肺津，故变法以养阴润肺、化痰止咳为基本治疗法则，方以沙参麦冬汤加芦根养阴清肺，前胡、紫菀、款冬花化痰止咳，病向痊愈。

可见，**临床治疗不可着眼于局部，当从整体出发，确定治疗先后的重点，然后方能取得速效。此案先以通其腑为着眼点，后法随证转，以养阴清肺、化痰止咳为治，章法井然，也可视为上病治下的活用，这是取得捷效的关键。**

宣白承气汤出自《温病条辨》，由生石膏、生大黄、杏仁粉、瓜蒌皮组成，适用于肺气不降，痰涎壅滞，而阳明结热，里证又实，症见喘促不宁，脉右寸实大。此时当然不是徒恃通下所能取效，必须一面宣肺气之痹，一面逐肠胃之结，方用宣白承气汤。其方以杏仁、瓜蒌皮宣肺，石膏清肺热与阳明之热，而以大黄逐结，是为一脏一腑合治之法。

本案以便秘、腹胀尤为突出，虽有肺热而不甚，故去石膏，加厚朴、枳实、莱菔子理气除满，联用大黄通腑，亦可看作《金匮要略》厚朴三物汤法的活用，便通则热邪自降。痰难以咳出，改瓜蒌皮为瓜蒌仁。瓜蒌皮与瓜蒌仁均有清热化痰、宽胸理气之功，但前者宽胸理气力大，后者化痰润燥功强。**学习古人方，当领会方意，把握其运用要点，如此才能做到"运用之妙，存乎一心"。以古人方治今人病，当学会随证化裁，医者不可无方，但也不可执方也！**

自仲景在《伤寒论》中创立大、小、调胃承气汤用治阳明腑实证，后人从者如云，但又以吴瑭最多创新，除创宣白承气汤外，还有增液承气汤、牛黄承气汤、导赤承气汤、桃仁承气汤（系由《伤寒论》桃核承气汤化出）、新加黄龙汤等诸多名方，将仲景用承气汤攻下一法衍变为多种下法，为中医急症治疗立下了汗马功劳。学者若能细阅《温病条辨》与《医学家吴瑭现代研究》中诸多当代医家应用吴氏承气汤的经验，必能深知中医学术传承之重要。

第4讲　不懂脏腑与经络，开口动手便会错

《灵枢·经脉》说："经脉者，所以决生死，处百病，调虚实，不可不通。"《灵枢·经别》云："夫十二经脉者，人之所以生，病之所以成，人之所以治，病之所以起，学之所始，工之所止也。"指出人的生成和生长，疾病的产生和发展，疾病能得到治疗，人体能维持健康，都是因为十二经脉，开始学医要从十二经脉开始，精通十二经脉是成为高明医生必备的条件。宋·窦材《扁鹊心书》说："**学医不知经络，开口动手便错。盖经络不明，无以识病证之根源，究阴阳之传变……经络为识病之要道。**"所以明·马元台《黄帝内经灵枢注证发微》说：十二经之脉"**……实学者习医之第一要义，不可不究心熟玩也**"。

"学医不知经络，开口动手便错。"古之医家把学好经络作为成为良医的必要条件之一，可叹当今中医之教学，教材中有关经络辨证的内容讲得很少，也很浅，几乎就是经文的翻译，而大部分教师都是从学校毕业后走上讲台的，缺少临证经验，对于经络辨证理解不透，讲解时常常是一带而过，因此，现在年轻的中医师对于经络辨证每每不能加以运用。有感于此，笔者曾著《被淡忘的经络辨证》《分部经络辨证理论与实践》二书，对经络辨证进行了专题研究，有兴趣的同道可以参阅。

前面说了通过运用经络知识进行望诊从而获知病机所在的案例，接下来说几个运用经络辨证治疗的疑难病例。

病案1　臀部、腰部冷痛两年

先说一个臀部、腰部冷痛两年的病案。

陈某，女，56 岁。这患者年轻时是一个跳水运动员，所以水性很好，其得病也非常有意思。深秋时节，与人赌气，便从大桥上跳下去，吓得别人半死，叫来一大堆人打捞，她却从水下溜回家中睡大觉了。但这一跳，就患了这么个疾病，治疗两年未见好转。

2008 年 8 月 7 日来我处初诊。诉腰部及臀部、双下肢后侧冷痛两年，中西医并治、内服外用兼用两年未见明显效果。虽在炎炎夏日，亦需以棉被包裹下肢，尤其是在工作的空调房中。平素易口腔溃疡，舌质淡胖，苔白腻，脉沉细。

这病该怎么辨证呢？《灵枢·经脉》说："膀胱足太阳之脉……其支者，从腰中下夹脊，贯臀，入腘中；其支者，从髆内左右别下贯胛，夹脊内，过髀枢，循髀外从后廉下合腘中，以下贯腨内，出外踝之后，循京骨，至小趾外侧。"病者的冷痛部位正与足太阳经脉循行部位相符。足太阳经上入风府，与督脉相联，内络于肾。太阳为一身之表，外邪侵袭，太阳每首当其冲，寒邪损伤太阳经阳气，因而就出现了太阳阳气不能温煦肌表的症状，当然先表现在太阳经脉循行的部位上了。外寒经久不解，循经内舍入脏，损伤少阴肾脏之阳气，肾阳虚损，每易浮游之火上浮，出现口舌溃疡等症。由此分析，其治疗一要解太阳经寒邪，二要温补肾中元阳。

对于肾阳虚损，浮游之火上浮而有五官之疾者，此时若单用温阳散寒之品，每致虚火上浮更甚，较理想的治法是采用祝味菊的温潜法，温潜法指温阳药与潜镇药同用。在温阳的同时使用下潜的药物，使温补的阳气下归肾宅，不至于使口腔溃疡加重。温阳药如姜、桂、附大扶颓衰之元阳；配潜镇药如龙骨、磁石、牛膝、三甲（牡蛎、鳖甲、龟甲）等以潜制其虚亢之阳。适用于阳浮于上、上盛下虚之类的阳虚证。

温潜法的应用最早可上溯至张仲景之桂枝加龙骨牡蛎汤，近代擅用温潜法的医家首推上海名医祝味菊和徐小圃。在两位先生的医案中，屡见附子与潜镇药同用，涉及内外妇儿各科，足见其应用范围之广。本法的配伍

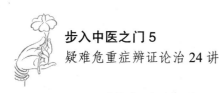

原理，《伤寒质难》曾论述："气虚而兴奋特甚者，宜与温潜之药。温以壮其怯，潜以平其逆，引火归原，导龙入海，此皆古之良法。不可因其外形之兴奋而滥与清滋之药也。"祝味菊先生认为，附子通十二经，可升可降，为百药之长，能随所伍而异其用，"附子兴奋，配以磁石，则鲜僭逆之患。"徐氏在运用附子时，辨证属下元虚寒者，则必伍用磁石、龙齿，可制潜附子走而不守之性，使其偏于温下益阳。有兴趣的朋友可以阅读二位先生的著作，必能受益良多。笔者常将此法用于复发性口腔溃疡、失眠、心悸、慢性咽炎等诸病，常常获得佳效。

综上所述，此患者治当从肾与膀胱经入手，采用温潜法。处方如下：

制附子6g（先煎），桂枝10g，防风6g，生黄芪30g，怀牛膝15g，磁石30g，生姜3片，大枣10枚，炙甘草10g。7剂。

二诊。服上方，病已去十分之七，口腔溃疡愈，可睡凉席，惟空调直吹时下肢畏风。

上方制附子改10g，加白术10g，白芍10g。7剂。

首诊方以制附子温肾阳，桂枝温通太阳阳气，佐怀牛膝、磁石使温补之阳下归肾宅，黄芪、防风以固卫阳。《素问》云："阴阳之要，阳密乃固。"肾阳为人体阳气之本，职司固秘，以潜降为顺，浮越则病矣。立方温潜并举，温以壮阳，潜以降火，切中病机，因而获效。

此案我曾发在网上，有很多学友看过，说一诊可能我记录时丢掉了白芍一味，其实不然，《伤寒论》第22条说："若微寒者，桂枝去芍药加附子汤主之"，其"微"字指脉微、脉细弱，"寒"指畏寒，恶寒，此条说的是既有太阳经表阳失助，亦有肾阳内在亏虚，芍药性阴寒，对于表里阳气皆损用之不宜，故去之，加附子以温在里之肾阳。一诊用方即是从桂枝去芍药加附子汤意中来。二诊可睡凉席，惟空调直吹时下肢畏风，可见肾阳已复，故加白芍和营卫，加白术合黄芪、防风即玉屏风散固卫。

经方在临床上方简而效宏，惜当今中医重经典学习者已不多见，甚可叹也。

病案 2　子宫内膜异位症

经络辨证，不仅对于内科杂病辨证来说有十分重要的意义，而且对于妇、外、儿科病症来说，也是不可忽视的。接下来看一个子宫内膜异位症患者的诊治思路。

某女，40 岁。2001 年 5 月 19 日初诊。右下腹疼痛反复发作 6 年，每发必在月经前一周，经后则痛减，经量正常，发则腹胀，大便秘结，舌质淡红，苔薄白，舌质可见少量瘀点，脉弦。数年来遍求湖南名医，疾未愈。在湘雅医院妇科诊为子宫内膜异位症。

这个患者的病症与以上几案都有一个共同的特点，就是病位固定在一处，日久而不改变。前面说过，**对于病位固定的病证，在临床上进行辨证时，第一个想到的辨证方法就是经络辨证**。右下腹也就是少腹，属哪条经脉呢？《灵枢·经脉》说："肝足厥阴之脉……过阴器，抵少腹……"患者病在少腹，当然首先考虑肝经病变，肝主疏泄，主藏血，有调节经血的作用。经前发作，经后痛减，加上舌下有瘀斑，说明什么？说明肝经的气血不畅，气滞血瘀，通则不痛，痛则不通。因此，其治疗当以疏肝理气、活血止痛为基本原则。故予柴胡疏肝饮加减，用方如下：

柴胡 10g，枳实 10g，生白芍 15g，炙甘草 10g，丹参 10g，延胡索 10g，香附 10g，制大黄 10g。

二诊。于经前 7 天开始服药，经至腹痛，行经第一日下黑色瘀块多枚，遂感腹痛若失。原方继用，每次月经前一周服方 5 剂。

三诊。次月行经，腹痛未现，连服 3 个月，病瘥。

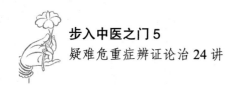
前医亦有用柴胡疏肝散加减者，未效，何也？久病入络，瘀血内停。全方以柴胡疏肝饮加延胡索、香附行气止痛，佐丹参、制大黄化瘀通络。此方取效之关键在于使用制大黄祛除宿瘀。

病案 3　背部寒冷

刘某，女，45 岁。患者是熟病号介绍来的，系长沙报社的一个记者。就诊时说的症状非常有趣。她说，背部寒冷 3 个多月了，特别是晚上冷得厉害，常常睡梦中感到自己睡在冰上，并冻醒过来。用过几次中药方，没什么效果，一开始还想挺过去，但天气已经转暖，背部畏冷的症状并没好转，就有些紧张了。

就诊的时候，通过问诊，发现该患者除了背部冷外，还时常发心悸，诊脉的时候握其手，发现两手不温，再问下肢也冷。舌质淡嫩，边有齿痕，脉沉细。

视其前方多有温阳之品，何以无效？清·徐大椿《医学源流论》说："**病之从内出者，必由于脏腑；病之从外入者，必由于经络……治病者，必先分经络脏腑之所在**""**不知经络而用药，其失也泛，必无捷效。**"

于是从经络的角度考虑，背寒当在足太阳和督脉上，足太阳与肾经相表里，《奇经八脉考·督脉》说："其脉起于肾下胞中，至于少腹，乃下行于腰横骨围之中央……在骶骨端与少阴会，**并脊里上行**。"前面温阳方中缺少走督脉的药物，可能是疗效差的原因。督脉与胞宫相系，督脉阳虚可能就有月经方面的改变。进一步的问诊发现，该患者背寒以来，经色紫暗，舌质淡红，苔水黄，脉沉细。这就更加证明其阳虚乃肾阳、督脉阳气不足。于是，立法以温补肾督、散太阳经寒邪为主，以右归丸加味：

制附子 10g（先煎），桂枝 10g，葛根 20g，丹参 20g，仙茅 6g，淫羊藿 10g，怀牛膝 15g，熟地黄 20g，山茱萸 15g，怀山药 15g，当归 20g，鹿角胶 25g，炙甘草 10g。5 剂。

以右归丸补肾阳，补督之法当以血肉有情之品为上，故方中重用鹿角胶益肾补督，佐仙茅、淫羊藿助鹿角胶温督之力。奇经之治，无论虚实，均以通为用，故加丹参通络。以走太阳之葛根引阳气行于太阳经脉以散寒。《本草汇言》云："葛根之发散，亦入太阳，亦散风寒，又不同矣，非若麻、桂、苏、防辛香温燥发散而又有损中气之误也，非若藁本、羌活发散而又有耗营血之虞也。"全方组方简而明快。

患者服药 1 剂就来电话说，背寒症明显减轻。5 剂毕复诊，背寒症愈，只是感到少腹胀，问其经期即将来临，遂持原法，加入温宫散寒之品。更方如下：

制附子 10g（先煎），艾叶 6g，制香附·6g，桂枝 10g，仙茅 6g，淫羊藿 10g，熟地黄 20g，当归 20g，鹿角胶 15g，川芎 6g，炙甘草 10g。5 剂。

方仍以温肾补督为大法，只是根据月经欲来加入艾叶、制香附温宫散寒，引药入胞宫，其每月经来色黑，实为阳虚寒凝胞宫所致，经前为肝血下注胞宫之时，这时是调经的最好时机，因此方有此更改。

病案 4　舌癌

刘某，男，50 岁。2008 年 11 月 26 日初诊。诉舌下系带生一大约 1cm×1.5cm 肿块已久，不痛，未在意。5 个月前，其女购得麻辣猪脚，食后舌下肿块溃破，久不瘥愈。3 个月前在冷水江市人民医院病理切片确诊为舌癌，遂至湖南省肿瘤医院就诊，再次确诊为舌癌。患者拒绝手术，予化疗 2 个疗程，肿块依旧未见减小。经该院医生介绍，来我处就诊。症见：舌下肿块大约 1cm×1.5cm 大小，说话不利，口干，倦怠乏力，纳可，二便正常，舌质红，苔黄腻，脉弦。问诊得知，患者数年来每日饮酒在 1 斤以上。遂用药如下：

（1）汤方：生黄芪 30g，白术 10g，白参 5g，灵芝菌 15g，夏枯草 20g，

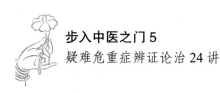

土茯苓 30g，淡竹叶 6g，砂仁 6g（后下），半枝莲 10g，半边莲 10g，人中黄 6g。15 剂。水煎，日 1 剂，分 2 次服。

（2）胶囊剂：白僵蚕 60g，穿山甲 30g，全蝎 10g，守宫 60g，浙贝母 10g，田三七 10g，蜈蚣 5 条，小白花蛇 3 条。上药共打粉，装胶囊，每粒 0.5g。每次口服 2 粒，日 2 次。

2008 年 12 月 24 日再诊，诉上方汤剂服完后又自购 10 剂，舌下肿块尽消，亦无痛感，舌质活动灵活，舌质淡红，苔薄白。

内服方：前方加山慈菇 10g。胶囊续服。

有关肿瘤的治疗目前有手术、化疗、放疗、中药、免疫疗法等，中医药在肿瘤治疗中的疗效越来越为广大患者所认同。部分肿瘤通过中医药的治疗可以完全消除。对于放化疗中的毒副作用，中医药有良好的缓解作用，且中医药可以明显提高晚期肿瘤患者的生存质量。

心开窍于舌，此案患者，长期大量饮酒，以致热毒侵入心脉，热毒循经壅积舌下，发为肿毒，病久致正气亦损。因此，治疗以导赤散方意，选淡竹叶、人中黄利水清心火，导热毒从小便而去。人中黄，为甘草末置竹筒内，于人粪坑中浸渍后的制成品，具有清热、凉血、解毒之功效。《玉楸药解》谓人中黄"入手少阴心、足少阳胆经"，《医宗金鉴》谓其"主天行热疾，及解中诸毒，**恶菌毒，恶疮**"。以半枝莲、半边莲、土茯苓清热解毒。半边莲味甘性平，归心、肺、小肠经，《岭南采药录》谓其可以治"恶疮"。半枝莲味辛、苦，性寒，具有清热解毒、化瘀利尿作用。土茯苓功能解毒除湿，利关节，对梅毒、淋浊、恶性肿瘤具有良好的治疗作用。此三味现在被广泛用于各种癌症治疗。方以生黄芪、白术、白参、灵芝菌益气扶正。

《素问·至真要大论》说："坚者削之""结者散之""留者攻之"。故我治肿瘤每以金蚣丸加减，做胶囊剂配合，化痰祛瘀，通络散结。实践证明，能明显提高临床疗效。

金蚣丸出自《外科十三方》，该书系近代外科名医张觉人整理民间散在铃医所传外科实用之方编著而成。书中所载十三方皆为民间摇铃走医视为枕中鸿宝、不传之秘。书中所载诸方用于临床皆颇实用，每每效若桴鼓。金蚣丸药物组成：金头蜈蚣 15 条（去头足，微炒），全蝎 20 个（去头足，米泔水洗），穿山甲 20 片（土炒成珠），僵蚕 20 条（炒去丝），朱砂 6g，明雄黄 6g，川大黄 9g。

我在临床常去朱砂、明雄黄、川大黄，加守宫、小白花蛇、浙贝母、田三七等味解毒化痰，祛瘀散结。

病案 5　舌痛

刘某，女，52 岁。

2011 年 5 月 4 日初诊。舌痛难忍 3 天，眼干涩，口干口苦，舌质红，苔薄黄，脉沉细。

生栀子 10g，黄芩 10g，柴胡 10g，生地黄 20g，车前子 10g，川木通 6g，当归 15g，玄参 10g，炙甘草 10g。7 剂。

2011 年 5 月 10 日二诊。诉服 1 剂舌痛即止，但仍半夜口干苦，眼中涩，大便臭，矢气较多，舌质红，苔薄黄，脉沉细。

龙胆草 6g，生栀子 10g，黄芩 10g，柴胡 10g，生地黄 20g，川木通 6g，当归 15g，玄参 20g，炙甘草 10g，白菊花 10g，谷精草 10g，菟丝子 10g。7 剂。

2011 年 5 月 26 日再诊，言服上方，诸症除。

辨证思路：心开窍于舌，舌病多从心治，但临证不可拘泥于此。《灵枢·经脉》说："手少阴之别……系舌本""心手少阴之脉……夹舌本""足

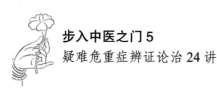

少阴之脉……循喉咙，夹舌本""脾足太阴之本……连舌本，散舌下。"等等。因此，临床当四诊合参，正确分析病机，方能用方精准。《灵枢·经脉》："肝足厥阴之脉……属肝，络胆，上贯膈……其支者，从目系下颊里，环唇内""肝者……脉络于舌本。"本案舌痛、眼涩皆在肝经，结合舌脉，当断为肝经热邪上冲为患，故以龙胆泻肝汤加减获效。

病案 6　面部湿疹

史某，女，60 岁。

2010 年 10 月 30 日初诊。诉去年、今年每于 10 月左右发面部瘙痒，此次又发半月，用药无效，皮肤发红，搔之流水，视之面部皮肤僵硬如硬纸，大便溏，舌质红，苔薄白，脉沉弦。

升麻 10g，粉葛根 30g，白芍 10g，炙甘草 10g，蝉蜕 6g，苦参 10g，僵蚕 15g，生地黄 10g，牛蒡子 10g，红花 6g。5 剂。

二诊。云服上方 2 剂病情即明显缓解，5 剂毕诸症皆除。

辨证思路：风毒之邪侵袭人体，与湿热相搏，内不能疏泄，外不能透达，郁于肌肤腠理之间而发为痒疹、湿疹，医者每以《外科正宗》消风散加减治疗，该方由当归、生地黄、防风、蝉蜕、知母、苦参、胡麻仁、荆芥、苍术、牛蒡子、石膏、甘草、木通等组成，具有疏风养血、清热除湿功效，此为常法。我在临床体会，有效者一半，不效者亦有半，何也？此系通用方，用药缺乏明显的归经走向。

《灵枢·经脉》说："胃足阳明之脉，起于鼻之交頞中，旁约太阳之脉，下循鼻外，入上齿中，还出夹口，环唇，下交承浆，却循颐后下廉，出大迎，循颊车，上耳前，过客主人，循发际，至额颅。"阳明胃经循于整个面部，因此，我对面部疾患用药每每从阳明经入手考虑。本案突破常规疏风胜湿止痒之法，从清阳明胃热入手，佐以燥湿、除风、活血之法。方以升麻葛根汤清解阳明热毒以透疹，苦参燥湿止痒，蝉蜕、僵蚕、牛蒡子祛风止痒，治风先治血，血行风自灭，故伍以生地黄、红花凉血活血，取得捷效，可见经络辨证有其独特之处。

病案 7　面痛

史某，女，40 岁。

2011 年 8 月 27 日初诊。左侧颊部迎香、上唇抽掣刺痛反复发作，口干口苦，见风则面痛发作，舌质红，苔黄，脉沉。

生石膏 30g，知母 10g，柴胡 10g，川芎 20g，天麻 10g，细辛 3g，生白芍 30g，炙甘草 10g，白僵蚕 10g，蜈蚣 1 条（研末冲服），全蝎 3g（研末冲服）。10 剂。

2011 年 9 月 8 日复诊。面痛大减，已可吹风，舌质暗红，苔黄腻，脉沉。上方加黄芩 10g，10 剂。

辨证思路：手阳明大肠经起于商阳，终于迎香，上唇亦为阳明大肠经循行之部位，故病位定在阳明，兼见舌红苔黄，断为阳明热邪为患，口干口苦，夹有肝胆经郁热。故方以石膏、知母清阳明经热，柴胡、川芎疏泄肝郁，天麻凉肝息风，细辛、白僵蚕、蜈蚣、全蝎通络以止痛，生白芍、炙甘草缓急止痛。**见风则面痛发作非为寒证，乃阳明热邪上蒸于面，腠理疏松，不耐风袭耳。**

一诊见效，然仍舌红苔黄，热邪未尽，故二诊加黄芩增加祛热之效。

病案 8　三叉神经痛

王某，女，62 岁。

2010 年 11 月 25 日初诊。诉右侧面颊部反复发作抽掣疼痛 2 年余，再发 5 天，口干口苦，大便色黑干燥，3 日一行，同时伴有左胸持续隐痛 1 周，伴气短，舌质红，苔黄，脉弦搏指。

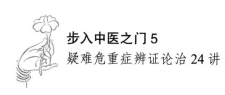

升麻15g，葛根30g，黄连5g，生石膏30g（先煎），知母10g，麦冬10g，细辛3g，生大黄10g，全蝎3g（研末冲服），蜈蚣1条（研末冲服），旋覆花10g，茜草10g，生白芍30g，炙甘草10g。7剂。

辨证思路：病发在上，但其根本属阳明经热循经上冲，方以清胃散加减清泻阳明热，加升麻、葛根清阳明火，生大黄泻腑通便，通腑泻火，以细辛止痛，久病入络，故以全蝎、蜈蚣通络止痛，旋覆花、茜草辛润通络以治胸痛，加芍药甘草汤缓急止痛。

2010年12月9日二诊。面部疼痛明显缓解，大便通畅，舌质红，苔黄腻，脉弦。上方去生大黄，加延胡索10g，7剂。

辨证思路：疼痛缓解，药已中病机，大便已通，去大黄。

2011年1月11日三诊。大便又秘，右侧面部掣痛又发，伴右侧牙痛，面颊微肿，舌质红，苔黄腻，脉弦。

升麻15g，生石膏30g（先煎），知母10g，麦冬10g，川牛膝10g，细辛3g，生大黄10g，全蝎3g（研末冲服），蜈蚣1条（研末冲服），生白芍30g，炙甘草10g。7剂。

辨证思路：**大便又秘，面痛又发，说明阳明热邪未净，仍当通腑，釜底抽薪。**

2012年6月13日就诊时说，服上方后，年余未再发作，今便秘再发，右侧面部掣痛难忍，面颊微肿，牙痛，舌质红，苔黄，脉弦。仍守上法，用方如下：

升麻15g，生石膏30g（先煎），麦冬10g，牡丹皮10g，川牛膝10g，细辛3g，生大黄10g，枳实10g，全蝎3g（研末冲服），蜈蚣1条（研末冲服），生白芍30g，炙甘草10g。7剂。

《素问·五常政大论》说："气反者，病在上取之下，病在下取之上，病在中傍取之。"可能很多人读到这段话也就是背背，对其真正的意思并不了解。什么是气反者？气反者指的是标本反常，也就是说标本表现不一。此病例主要病机是阳明热结，也就是说病的"本"在中焦，大便不通，邪热不得出路。而其"标"在面部，以面颊部抽掣疼痛反复发作为临床特点。这种患者若只着眼于面部病变，而忽视肠中结屎，仅清上热，无疑很难取得好疗效。"胃足阳明之脉……下循鼻外，入上齿中，还出夹口环唇，下交承浆，**却循颐后下廉，出大迎，循颊车，上耳前，过客主人，循发际，至额颅。**"正确的治法当然当从本治，清阳明火热，泻大肠燥屎，如此热从便排，不再循阳明经上冲，面部疼痛当自解。此案采用的正是"病在上取之下"的治法。

就面部经络辨证来说，只是对使用药物的归经起指导作用，但面痛有寒热虚实之不同，临床当四诊合参以断之。

病案 9　子宫肌瘤

杜某，女，48 岁。就是《步入中医之门 1》中"经行晕厥"的那个患者。2011 年 3 月 6 日初诊。经行量少，经前乳胀，腹胀，舌质淡红，苔薄白，脉弦。

超声检查（湖南省妇幼保健院 10347）：子宫右侧壁见 1.1cm× 1.0 cm×1.1cm 大小的稍低回声结节，夹有高回声光斑，边界清楚，有包膜。子宫右侧壁可探及 3.7cm×2.0cm×3.1cm 大小肿块，边界清楚，包膜完整，内为液暗区，后壁回声增强。宫颈管内见几个大小不等的液暗区，最大直径 0.5cm。彩色多普勒：子宫右侧肿块壁上可见点状出血病灶。结果提示：子宫右侧壁稍低回声结节为子宫小肌瘤。子宫右侧囊性肿块，多来自卵巢。宫颈管腺囊肿。

四诊合参，断为肝气郁滞，血结胞宫，故予柴胡疏肝散合桂枝茯苓丸化裁。

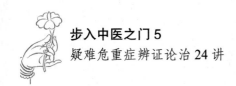

柴胡 10g，当归 10g，香附 10g，桃仁 10g，桂枝 10g，茯苓 10g，牡丹皮 10g，红花 5g，生牡蛎 30g，穿山甲 4g（吞），炙甘草 10g。15 剂。

2011 年 4 月 7 日二诊。舌质红，苔薄黄，脉沉。上方加橘核 15g，15 剂。

2011 年 4 月 25 日再诊。无明显不适。守上方，15 剂。

2011 年 5 月 2 日超声检查，子宫内右侧壁两肿块消失（湖南省妇幼保健院 66003）。

辨证思路：妇人以肝为先天之本，肝以伸为用，肝经过阴器，抵少腹，大凡肝经气机郁滞，每致血行不畅，郁结为患。患者病在胞宫，而见经行量少，经前乳胀，腹胀，肝郁气滞血瘀证已明，故以柴胡、香附、当归、红花入肝经疏肝理气，活血化瘀；合桂枝茯苓丸活血化瘀，缓消肿块；生牡蛎、穿山甲、橘核软坚散结。

桂枝茯苓丸可广泛用于妇科疾病，诸如月经不调、闭经、痛经、子宫内膜炎、附件炎、子宫肌瘤、卵巢囊肿等属瘀血阻滞者，其使用要点是妇人小腹宿有包块，腹痛拒按，或下血色晦暗而有瘀块，舌质紫暗，脉沉涩。

病案 10　强直性脊柱炎

田某，男，13 岁，湖南永顺人。2009 年 2 月发病，在西医院明确诊断为强直性脊柱炎，治疗 6 个月病情无明显好转，并呈逐步加重趋势。按患者的话说，起初只是感到腰骶疼痛，腰部活动不利，治着治着，现在连走路都不稳了。其姑在湘雅医学院附属医院工作，学西医的，从事肿瘤专业，在长期的临床实践中体会到中医药对肿瘤有着良好的治疗作用，因而喜欢上了中医，大家经常在一起交流。患儿经规范的西药治疗半年无效，所以她建议停用西药看中医。

2009 年 8 月 12 日初诊。腰臀部疼痛，弯腰不能，左右不能自转侧，两鼠蹊穴压痛阳性，走路明显跛行，行侧髋关节痛，右大腿肌肉有明显萎缩，大便干结，舌质淡红，苔黄腻，脉沉细。

仙茅 6g，淫羊藿 10g，鹿衔草 10g，补骨脂 10g，骨碎补 10g，黄柏 10g，苍术 10g，薏苡仁 20g，当归 15g，川牛膝 10g，独活 10g，蜈蚣 1 条（研末吞服），全蝎 3g（研末吞服）。10 剂。

2009 年 9 月 24 日二诊。服上方病情大为好转，腰臀疼痛缓解几尽，跛行明显好转，两鼠蹊穴压痛依然，舌质淡红，苔薄白，脉沉。

仙茅 6g，淫羊藿 10g，鹿衔草 10g，补骨脂 10g，骨碎补 10g，苍术 10g，薏苡仁 30g，当归 15g，川牛膝 10g，独活 10g，蜈蚣 1 条（研末吞服），全蝎 3g（研末吞服），丹参 15g，金毛狗脊 10g。15 剂。

2009 年 10 月 9 日三诊。诸症进一步好转，行走已无明显跛形，惟行侧髋关节仍有轻度疼痛，舌脉无明显变化。

仙茅 6g，淫羊藿 10g，鹿衔草 10g，补骨脂 10g，骨碎补 10g，苍术 10g，薏苡仁 30g，当归 15g，川牛膝 10g，独活 10g，蜈蚣 1 条（研末吞服），全蝎 3g（研末吞服），赤芍 15g，杜仲 10g，丹参 15g，金毛狗脊 10g。15 剂。

2009 年 11 月 10 日再诊。服上方 30 剂，再诊，患者已无明显临床症状，一如常人，惟右大腿肌肉轻度萎缩尚未恢复。效不更方，守上方 15 剂，隔日 1 剂，水煎服。

其后经半年的守方治疗，患者病情稳定。随访 3 年，病情未再出现反复。整个治疗过程中停用全部西药，说明中医药治疗风湿类疾病疗效有其独特之处。

下面说说强直性脊柱炎的治疗思路。强直性脊柱炎是一种慢性进行性疾病，主要侵犯骶髂关节、脊柱骨突、脊柱旁软组织及外周关节，并可伴发关节外表现，严重者可发生脊柱畸形和关节强直。本病发病隐袭，患者逐渐出现腰背部或骶髂部疼痛和（或）发僵，半夜痛醒，翻身困难，晨起

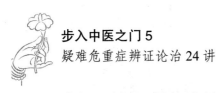

或久坐后起立时腰部发僵明显，但活动后减轻。疾病早期疼痛多在一侧，呈间断性，数月后疼痛多在双侧，呈持续性。随病情进展由腰椎向胸、颈部脊椎发展，则出现相应部位疼痛、活动受限或脊柱畸形，致残率很高。

我的硕士阶段读的是风湿病学专业，从事临床多年后，感到此病确实非常麻烦，西医多以免疫抑制剂、细胞毒性药物治疗，由于疗程长，药物的毒副反应很难控制，并且费用很高，但疗效并不理想。

一般该病按痹证进行治疗，祛风、散寒、除湿、活血、化痰，但效果并不太理想。后来拜读到焦树德老教授的著作，按照焦老的经验，采用益肾补督的治法和常用处方着手治疗患者，疗效明显提高。

强直性脊柱炎的证候表现主要是腰、尻（骶）、脊背及胯骨、臀部的疼痛、僵硬和活动不利，并牵及鼠蹊部（下腹部与双侧下肢连接的部位）、耻骨联合及坐骨结节等部位。这些部位为众多经脉循行所经区域，其中主要与足少阴肾经、督脉、足太阳膀胱经最为相关。

《灵枢·经筋》说："足少阴之筋……并太阴之筋而上，循阴股，结于阴器，循脊内，夹膂（膂：夹脊两旁的肌肉），上至项，结于枕骨，与足太阳之筋合""足太阳之筋……其别者……上结于臀，上夹脊，上项。其支者，别入结于舌本。其直者，结于枕骨，上头下颜，结于鼻。"《灵枢·经脉》云："督脉之别，名曰长强，夹膂上项，散头上，下当肩胛左右，别走太阳，入贯膂。"说的是什么？说的是足太阳、足少阴经筋和督脉是沿着或者夹着脊柱行走的。

我们再来看看这些经筋的主病，足少阴之筋，"病在此者，主痫瘛及痉，在外者不能俯，在内者不能仰，故阳病者腰反折不能俯，阴病者不能仰。"足太阳之筋，"其病……脊反折，项筋急，肩不举……不可左右摇。"而《脉经》说："尺寸俱浮，直上直下，此为督脉，腰背强痛，不得俯仰……"从这些经文中，我们可以看出足太阳、足少阴、督脉病变多导致脊柱的活动受限、疼痛等。

同时，足少阴经沿脊而行，《素问·脉要精微论》指出："腰者肾之府，转摇不能，肾将惫矣。"说明肾气亏虚是腰椎转动不灵的一个重要因素。督脉总督一身之阳气，为"阳脉之海"。《素问·骨空论》云："督脉为病，脊强反折。"肾气不足，督脉失养，寒湿深侵，脊骨受损而致本病。诸多经脉与肾、督相通，正如《诸病源候论·腰痛不得俯仰候》所说："肾主腰脚，而三阴三阳十二经八脉，有贯肾络于腰脊者，劳损于肾，动伤经络，又为风冷所侵，血气击搏，故腰痛也。"

以上从肾、督、足太阳经经筋、经别的循行路线来看，与强直性脊柱炎的病变位置极为一致，而且它们的主病与强直性脊柱炎的临床表现极为相似。因此，从脏腑、经络、经筋、经别的理论入手，采用益肾补督为基本大法治疗强直性脊柱炎，取得满意的临床疗效也就在情理之中了。

《医宗必读·痹》高度归纳性地指出了痹证的治疗原则：**"治外者散邪为急，治脏者养正为先。**治行痹者，散风为主，御寒利湿仍不可废，大抵参以补血之剂，盖治风先治血，血行风自灭也。治痛痹者，散寒为主，疏风燥湿仍不可缺，大抵参以补火之剂，非大辛大温，不能释其凝寒之害也。治着痹者，利湿为主，祛风解寒亦不可缺，大抵参以补脾补气之剂，盖土强可以胜湿，而气足自无顽麻也。"因此，治疗强直性脊柱炎应以益肾补督为基本大法，但祛风、胜湿、散寒、活血仍不可少，只是要注意选用的药物要走肾、督脉、太阳经脉。

下面是一些常用的药物：

补肾补督：熟地黄、龟甲、杜仲、川续断、补骨脂、骨碎补、桑寄生、怀牛膝、鹿衔草。

祛风胜湿：仙茅、淫羊藿、金毛狗脊、葛根、桂枝、独活、羌活、细辛。

散寒：制附子、仙茅、淫羊藿、巴戟天、细辛、鹿角霜。

清湿热：知母、黄柏、川牛膝。

活血通络：土鳖虫、穿山甲、蜈蚣、全蝎、当归、川芎。

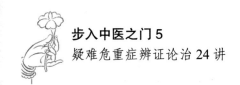
了解了以上的治疗和用药思路，有关此案的辨证用方就毋需赘言了。

病案 11 胸痹—肢痛

下面我们看一个实际病例。这个患者是长沙陈勇老中医赴美国探亲前拜托给我的。

赵某，女，70 岁。患冠心病 20 余年，2009 年 3 月 16 日来诊，自述"去年心绞痛发作得厉害，湘雅医院在我的心脏右室的供血血管上装了两个支架"，8 个月后病情再度发作加重，每天下午 5 ~ 7 时、夜间频发心前区闷痛，每日发作在 3 ~ 5 次以上。发作时先感到**右手虎口（合谷部位）胀痛，然后沿着手臂内侧前缘向上发展，随后心前区闷痛。心绞痛缓解，右上臂酸胀也跟着缓解**。同时，伴气短乏力，心悸，劳累则心绞痛必发，每次大便时也必发。舌质淡红，苔薄白，脉沉细。

患者的临床诊断很清楚，为冠心病心绞痛。但其临床表现与一般的患者大不相同，一般的心绞痛发作多是心前区阵发性闷痛、绞痛，向左上肢放射。仅用脏腑辨证来说，根据患者气短乏力，心悸，劳累则心绞痛必发，每次大便时也必发（费力耗气），舌质淡红，苔薄白，脉沉细。一般初学中医的人可能就会做出心气亏虚、血脉瘀阻的诊断。

如果这样辨证，患者每次发作出现的**右手虎口胀痛，然后沿着手臂内侧前缘向上发展，随后心前区闷痛，心绞痛缓解，右上臂酸胀也跟着缓解**这一组病症就不好解释了，因手臂内侧前缘并非手少阴心经的循行部位，而是手太阴肺经的循行部位。其实这一组症状对这个患者来说，是辨证的关键所在。我们先来看看手太阴肺经在上肢的循行。《灵枢·经脉》说："肺手太阴之脉，起于中焦，下络大肠，还循胃口，上膈属肺，**从肺系横出腋下，下循臑内，行少阴心主之前，下肘中，循臂内上骨下廉，入寸口，上鱼，循鱼际，出大指之端；其支者，从腕后直出次指内廉出其端**。"即手太阴肺经循行于上肢内侧前缘，正合患者臂痛的部位。从这里我们可以看出，患者这一组症状主要表现在手太阴肺经，结合气短乏力，每次大便也必发（肺与大肠相表里，劳则耗气），舌质淡红，苔薄白，脉沉细。可以断定此患者不仅存在心气虚，同时也存在肺气亏虚。心肺都气虚，当责之宗气亏虚，为什么？宗气司呼吸以贯心脉，宗气不足，不能贯心脉，心气不足，无力运血，血脉瘀阻，就表现出肺经、心经的症状来，血脉不通则痛也。

综上所述，四诊合参，心悸气短，心气虚也；右臂胀痛沿手太阴肺经上行，当为肺气虚，气虚不能行血脉。心肺气虚，当补宗气，处方当以升陷汤合丹参饮。用方如下：

生黄芪 30g，白参 5g，升麻 3g，柴胡 5g，怀山药 15g，桔梗 10g，丹参 20g，砂仁 5g，檀香 6g，当归 20g，炙甘草 10g。5 剂。

方以升陷汤大补宗气，丹参饮活血通脉，全方共奏益气活血之功，取效当捷。

2009 年 3 月 21 日复诊。言服上方，病情大为缓解，5 天只发作心绞痛 2 次，疼痛程度很轻，且持续时间很短，乏力明显好转，舌脉同前，遂予上方加葛根 30g，何首乌 10g。再进 10 剂，病情得到了很好的缓解。

可见掌握好分部经络辨证，注意把握多经并病，是临床上准确把握病机不可缺少的。故宋·窦材《扁鹊心书》说："经络不明，无以识病证之根源，究阴阳之传变……经络为识病之要道。"

第5讲 古代效方要多记，若碰疑难会花明

中医有四大难证——风劳臌膈，临床即使辨证正确，但也不易取效。在此，我说一首来自唐朝的古方——徒都子补气丸，该方系一首治疗重度肝硬化腹水非常有效的方剂。在此介绍给学友们。

先看一篇报道（http：//bl.voc.com.cn/article/201103/201103291651487423.html）。

三湘都市报3月29日滚动播报（全媒体记者 张春祥 通讯员 廖艳苗 陶艳）

"转院时，子女让救护车到我家门口打了个转，意思是最后看一眼家……"聊起18天前的一幕，71岁的廖娭毑泣不成声。她因患肝硬化腹水，浑身浮肿，腰围达到3.4尺，数度昏迷，被一家三甲医院下了病危通知书。无奈之下尝试中医治疗，结果9天之内腰围缩了1.2尺，体重减轻了22斤。是什么神奇的办法让她起死回生了？一个传自唐代的古方……

今日上午11时许，在湖南省中医院住院部四楼心内科病房，盛爹爹正在陪着老伴廖娭毑打吊针。"如果不是换成中药治疗，那她不可能还坐在这里！"说到这里，盛爹爹的眼圈红了。

廖娭毑接过话说，今年1月份，第一次住院时，身上没有一点血色，肚子好大，腰围达到了3.4尺。走起路来就像电视上的企鹅一样，"主要是肚子胀得疼，什么都吃不进，只是肚子一天比一天增大。"

刚开始，去了一家大医院，医生怀疑是糖尿病，因为那时全身都浮肿了。"治疗几个月，打针，吃药，什么白蛋白都打了，还是没有效果，后

来就昏迷了。"盛爹爹说，当时医生都下了病危单，建议准备后事，或者转院试试。"转院时，子女让救护车载着我到家门口打了个转，意思是最后看一眼家……"说到 18 天前的一幕，两位老人都已泣不成声。

是什么让这位老人起死回生？有点医学常识的人都知道，肝硬化腹水是一种慢性肝病，很容易转化为肝肾综合征、肝癌等。像廖娭毑这种情况还有没有救？抱着一线希望，她接受了中医治疗。"首先开了 4 付，后来又开了 6 付，一共开了 10 付中药，现在吃饭也可以，走路也可以，肚子也消了。"廖娭毑边说，边站起来走了几步给记者看。随后，廖娭毑又伸出手给记者看，以前是惨白的，没一点血色，你看现在，红润红润的，和没生病前一样了。

经过测量，廖娭毑的腰围由 18 天前的 3.4 尺降到了 2.2 尺；体重由 65 公斤降到了 54 公斤。记者在病历记录上看到，从 3 月 14 日 ~ 23 日这几天，廖娭毑每天的小便排量都在 3000 毫升左右，最多的一天达到了 3860 毫升。B 超显示，她的肝腹水不见了。也就是说，廖娭毑的肝腹水是通过排小便的形式消掉了。

是什么药有这么神奇？"这是传自唐代的一个药方，就是几味中药，只是原方是药丸，我把它转化成了汤剂。"毛以林教授称，有了这个药方，但如何用到恰到好处很关键。

毛以林教授说，根据廖娭毑的状况 3 天前就可以出院了，但老伴不放心，还想让她多住几天。

这篇报道在报纸上刊出后，就有学西医的同行认为是胡编的，作为患者的家属，要求重新收录其案时真实地写出他家的地址和电话。呵呵，患者的感激之心由此可见一斑。

下面先说说该方的组成与功效，再看看这个患者的治疗经过。

《圣济总录》卷五十四收录徒都子补气丸，药物组成：海蛤一两，牵牛子一两，赤茯苓（去黑皮）一两，防己一两，犀角（镑）一两，诃黎勒（去核）一两，苦葶苈（纸上炒）一两，芎䓖一两，木通（锉）一两，大戟（炒）一两，防风（去叉）一两，木香一两，大黄（炒）二两半，生干地黄（焙）一两半，桑根白皮（炙，锉）一两，陈橘皮（汤浸，去白，焙）一两，郁李仁（去皮，细研）一两。主治：三焦病久，欲成水，腹胀不消，小水不利。制备方法：上为末，炼蜜为丸，如梧桐子大。用法用量：每服10 丸，空心以米饮送下；觉壅不快，加至 15 丸；觉通利，即减 3～5 丸；大小便不通，每服 30 丸。

而我在临床上使用的是郭朋、刘士敬所加减过的徒都子补气丸，为什么用这方？因为在临床上摸索治疗方法时，在《浙江中医杂志》上看到的，临床使用发现效果很不错，所以习惯用郭氏加减的方剂了。

海蛤壳 60g，牵牛子、赤茯苓、防己、苦葶苈子、川芎、木通、防风、炒大黄、莪术、大腹皮、黄芪、京三棱、桑根白皮、鳖甲（醋炙）、郁李仁、赤芍各 30g。

病案 1　肝硬化腹水

廖新勤娭毑，71 岁。家住长沙市芙蓉区府后街二条巷 1 号 10 房。2011年 1 月 12 日因反复黑便伴气促 10 余天住入某西医院内科病房，通过一系列检查，诊断为：肝硬化、门脉高压，脾稍大合并中量腹水；慢性胆囊炎合并胆囊多发结石。治疗后疗效欠佳，2011 年 2 月 28 日转湘雅三院，诊断：腹水查因：肝硬化失代偿期，自发性腹膜炎，肿瘤性腹水？高血压病。经治未见明显好转，大量腹水，两次下病危通知。由于效果欠佳，只好转求于中西医结合治疗。

2011 年 3 月 12 日住入我科，精神委靡，由于大量腹水，患者不能自己行走，以车推入病房。诊见腹大如鼓，按之如囊裹水，诉口干，数月来一直以口罩捂嘴，希能少丢失点水分，纳少，进食则腹胀，小便量少，大便数日未解。腰围 34 寸，体重 64 公斤。舌质干红，少苔，脉沉细无力。予徒都子补气丸方如下：

牵牛子 10g，茯苓 15g，海蛤粉 15g，川芎 10g，木通 10g，防己 10g，葶苈子 10g，黄芪 30g，鳖甲 15g，莪术 10g，三棱 10g，郁李仁 10g，赤芍 10g。4 剂。水煎服，日 1 剂，分 2 次服。

同时以低分子右旋糖酐 150mL 加呋塞米 20mg 静脉滴注，口服螺内酯（这些用药，西医院早先一直在用）。

服药至 3 月 14 日，每天小便量增加至 3400mL，遂停用呋塞米，其后每天的小便量一直在 3000mL 以上。服用上方 4 剂后，腹水大减，可自行在病房行走。

3 月 16 日，守上方再开药 6 剂。其后每天的小便量一直在 3000mL 左右，最多 3860mL。

住院 17 天，复查超声，腹水全消，出院。腰围 22 寸，体重 54 公斤。也就是说体重下降 10 公斤，腰围减了 1.2 尺。

有一点要说明的是，尽管患者有大量排尿，但通过反复检测，电解质一直正常。这一点是西医无法做到的，也是值得研究的。

患者一直在此门诊，西药仅予螺内酯 20mg，每天 2 次。一直以上方加减治疗至今，病情一直稳定。后于 6 月改上方为丸，停用螺内脂。患者一直很健康，每天早上都要参加老太太们的群舞。

病案 2　肝硬化腹水

一个病例不算数，再说一个。这位患者是湖南邵阳市某位领导的父亲，因肝硬化腹水在该市某西医院治疗 2 个月，病情未见好转，该院有一干心内科的同行，和我是很好的朋友，建议其儿子把他父亲送到我处中医诊治。

2011 年春，该医生陪同年近 70 岁的郑先生来到我诊室。刻诊：精神

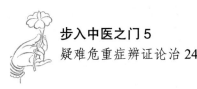

极差，少气懒言，语声低微，靠在椅上亦感疲乏至极，形体消瘦，腹大如瓮，状如蛙腹，腹壁青筋暴露如蜘蛛网，腹胀，不能进食，大便数日一解，每日在用大量西药利尿剂（螺内酯 40mg，呋塞米 60mg）的情况下，尿量亦很少。视其舌质红，少苔，脉细数弦。

诊毕，告其疗效可能不太好。类似这样的重病号，不能给予太大希望，免得患者期望值高而失望。其子说："明白，死马当活马医吧！"于是以效方徒都子补气丸加减，处方如下：

牵牛子 15g，茯苓 15g，海蛤粉 30g，川芎 10g，木通 10g，防己 10g，葶苈子 10g，黄芪 30g，鳖甲 15g，莪术 10g，三棱 10g，郁李仁 10g，赤芍 10g，白参 10g，大腹皮 10g，生姜皮 10g。15 剂。

日 1 剂，水煎，分 2 次服。

建议螺内酯每次 20mg，每天 2 次；呋塞米改为每次 40mg，每天 1 次。患者尿少可能系肝肾综合征所致，同时由于长期利尿产生了利尿剂抵抗，所以利尿剂也就没什么明显效果了。既然无效，就只能把希望寄托在中药上，嘱其尿量增加后逐渐减少呋塞米用量。

患者开了 15 剂药，其后就失去了联系，心想这患者要么就是没疗效，要么就是西去了。未想在 2011 年底患者在其子的陪同下走进了我的办公室，患者西装革履，神采奕奕，竟然判若两人！其云，服上方 15 剂后尿量大增，病随之逐渐缓解。因其有效，加之路途遥远，不便复诊，因此，每次到药肆按上方抓药 60 剂，前后共服方 270 剂，复查腹水消除，肝功亦恢复正常，视其腹，腹壁曲张的静脉大为减少。患者说，每日早晨要步行三四里路进行早锻炼！

遂以上方为水泛丸，每日 10g，每天 2 次。

像此守方不复诊之患者为笔者行医 30 余年来第一次见到！

2012 年 7 月去邵阳会诊，再次见到该患者，老人生活得不错，除了中药丸剂外，每周只需 2～3 天服用 20mg 呋塞米 1 片，其他的药物全都停用了，而且腹水一直未再出现。

还有 2011 年夏，一例 30 岁的男性乙肝、肝硬化大量腹水患者，系益阳市人，在当地市人民医院治疗 2 月余病情不能缓解，有学生推荐来我处就诊，入院后亦以徒都子补气丸加西药螺内酯、呋塞米治疗，不及 20 天，腹水大消，病情好转而归。

可见徒都子补气丸是一张治疗肝硬化腹水极为有效的古方，学友可在临床试用。

病案 2 卵巢肿瘤腹水

接下来说一个卵巢肿瘤并腹水案。患者徐某，女，74 岁。因"乏力，食欲下降，腹胀，腹痛半月"于 2012 年 1 月 5 日入住中南大学湘雅医院，经检查诊断为：卵巢癌并腹腔转移；原发性高血压（2 级，高危组）；慢性非萎缩性胃窦炎；慢性乙状结肠炎、直肠炎。于 2012 年 1 月 17 日出院，同日住进湖南省肿瘤医院，入院当天 CT 报告（CT 号：87297）显示右侧附件区占位，考虑卵巢癌的可能性大（右侧附件区囊实性块影，大小 3.5cm×7cm，形态不规则，与右侧盆壁分界不清，增强实质成分明显强化），并腹膜、腹腔转移，大量腹水。该院经过腹腔穿刺放腹水，诊断性腹腔化疗（顺铂、紫杉醇），其后出现了药物性Ⅲ° 粒细胞减少。由于疗效不好，患者于 2 月 7 日自动出院。

出院后，患者的病情并无明显好转，虽一直在服用螺内酯、呋塞米利尿，但腹水日益加重，逐渐消瘦，纳差，乏力益甚。病情逐渐加重，不得不再次住院治疗。在湖南一般人的眼里，都会认为湘雅几所医院诊疗水平一定会高于中医院，像这么重的患者怎么会到中医院来治疗呢？但这一次患者却选择了我们医院，为什么？我曾多次说过，中医的生存在于疗效，患者的先生陈某曾是一个冠心病、重度心衰患者，前几年每年要住院八九

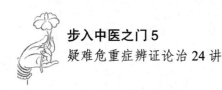
次，但心功能一直不能很好地稳定，后来到我院心血管内科就诊，我建议其长期使用中药，未想近两年心功能大有好转，未再住院治疗。有了这段经历，他和家人商量说，西药既然不行，那就找中医去，建议其子女将患者送来我处住院治疗。

2 月 29 日患者入院后，家属就来找我诊治。诊查患者，患者形体消瘦，腹大如臌，按之如囊裹水，腹壁无明显静脉曲张，气促，乏力，纳差，口干，大便干结，小便量少，舌质干红，少苔，脉沉细数。病情十分危重。在右边偏中上方的腹壁处可触及大约 20cm×30cm 的大肿块，质韧，边界不清，按之痛，扣之微热。家属说："这个肿块是抽腹水后产生的，西医院的医生说是腹水中的癌细胞在穿刺过程中移植到腹壁上产生的。"

看完患者，我就和患者丈夫说，我们是心血管内科，治疗肿瘤没什么经验，我们这儿也没有化疗啊，病情又这么重，可能会使你们失望。呵呵，大家知道其丈夫是怎么回答的吗？"西医我们看过了，不能做手术，化疗也做过了，腹水也穿刺抽了多次，利尿剂也用了，尿是越利越少，肚子是越来越大，所以我找你啊，我就是实例，我相信你，你就死马当活马医吧！"

话说到这份上，那就接手医吧！

如何治疗？西医予以抗炎，再就是螺内酯、呋塞米利尿，另外就是营养支持治疗。中药怎么用？类似的患者以前并没有看过，更不要说有什么经验了。于是就想到徒都子补气丸这首治疗腹水的方子，稍加化裁，处方如下：

黄芪 20g，白参 10g，白术 10g，牵牛子 10g，云茯苓 30g，陈皮 10g，大腹皮 10g，桑白皮 10g，生姜皮 10g，防己 10g，炙甘草 10g。

水煎服，日 1 剂。

按照辨证，患者入院时的主要症状看起来颇似一个气阴两亏、水湿内停的证型，而上方并未用养阴药，当时的考虑，水湿内停，每致津液输布受阻，因而出现口干、舌红少苔等症状。因此，治疗的重点放在益气扶脾、利水消肿上。

3 月 2 日二诊。通过上面中西医结合治疗，患者小便量大增，腹胀明显减轻，纳增，舌质转润，少苔，脉沉细。体重减轻 2 公斤。腹壁部肿块无明显变化。尿增，舌质转润，水祛，津液有恢复正常输布之象，仍以徒都子补气丸加减，增鳖甲、海蛤壳软坚散结。

黄芪 30g，白参 10g，大腹皮 10g，桑白皮 10g，生姜皮 10g，牵牛子 10g，海蛤壳 20g，云茯苓 30g，薏苡仁 30g，葶苈子 10g，赤芍 10g，鳖甲 10g，陈皮 10g，炙甘草 10g。5 剂。

3 月 7 日三诊。腹水大消，虽仍感腹胀，但明显较前轻松，纳大增，小便量多，感口干，舌质淡红，少苔，脉沉细。体重由进院时的 52 公斤降到 46 公斤。

黄芪 30g，白参 5g，川石斛 10g，百合 20g，麦冬 10g，大腹皮 10g，桑白皮 10g，陈皮 10g，生姜皮 10g，牵牛子 10g，云茯苓 20g，薏苡仁 30g，葶苈子 10g。日 1 剂，水煎服。

小便量多，口干，为水祛津伤之象，故在方中加入川石斛、百合、麦冬养阴生津。

3 月 12 日四诊。腹平软，纳可，超声显示仅有少量腹水，舌质淡红，苔薄白，脉沉细。

黄芪 30g，白参 5g，川石斛 10g，百合 20g，麦冬 10g，大腹皮 10g，桑白皮 10g，陈皮 10g，生姜皮 10g，牵牛子 10g，云茯苓 20g，薏苡仁 30g，葶苈子 10g。

另以金蚣丸化裁软坚化痰，祛瘀散结。

穿山甲 40g，浙贝母 30g，白僵蚕 100g，守宫 60g，全蝎 10g，蜈蚣 5

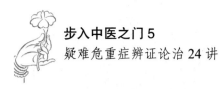

条。上药共打粉，装胶囊，每粒 0.5g，每次 2 粒，每天 3 次。

这个患者住院 20 余日出院，后以徒都子补气丸方加减做丸一直服用，间断服用螺内酯，到 2012 年 10 月复诊，依旧生活得很好，腹壁肿块缩小到 3cm×5cm，且质地变软。多次超声检查，均仅有少量腹水，而卵巢肿块未见明显增大。

上述几案，病情均较重，有明显的正气不足，而牵牛子性峻猛，《本草纲目》云："牵牛治水气在肺，喘满肿胀，下焦郁遏，腰背胀重，及大肠风秘气秘，卓有殊功。但病在血分及脾胃虚弱而痞满者，则不可取快一时及常服，暗伤元气也。"本草书多言其伤正，体弱者不宜。但为什么以上几例患者可以长期使用呢？

《朱良春用药经验集》说："牵牛子既善利大便，又能利小便。其作用较大戟、芫花、甘遂略弱，但相对副作用亦较轻，较之寻常利水药如五皮饮以及茯苓、泽泻、猪苓、木通为强。……《儒门事亲》禹功散（黑牵牛头末、茴香、姜汁）、导水丸（大黄、黑牵牛、黄芩、滑石）、神芎丸（即导水丸加黄连、薄荷、川芎），三方皆用牵牛，是真识牵牛者也。以上三方皆朱老赏用之方，用于胸水、腹水、水肿体实、病实者，屡奏佳效。20世纪 60 年代，贵阳有卢老太太者，即用牵牛子末配生姜汁、红糖蒸饼治疗肾炎水肿，退肿之效甚捷，当时中医界几无人不知卢老太太验方者，可见牵牛子逐水消肿之功甚为确实。"

古之用法多以丸散吞服，言其"少用通便，多用则利水"。我在临床上发现，该药用煎剂几乎无泻下大便作用，但利水作用非常好，临床上我一般用量在 10～30g（我院药房均为生品），适当配伍益气扶正、顾脾健胃之药，并未出现古人所说的"大泄元气"情况。临床实践证明，牵牛子煎服治疗水肿是安全有效的。

第6讲　不传之秘在于量，谙熟药性系关键

在临床上，有的时候即使辨证正确，组方亦合乎大法，但取效并不理想，然有的时候更换一医，用方不变，只是剂量加以调整，疗效却出现天地迥然差别，为什么呢？日本汉方医家丹波元简曾说过："汉方不传之秘在于剂量。"同一味药物，若用量不同则其在方中发挥的作用大不相同，比如说升麻一味，小剂量发挥的作用是升阳举陷，而大剂量其作用则为清阳明热毒。谙熟药性，正确把握药物剂量与功效之间的关系，亦是成为良医不可缺少的重要条件之一。

一、治胃痛良药九香虫

慢性胃炎在临床上极为常见，目前西药治疗包括根除 HP、抑酸和抗酸治疗、增强胃黏膜防御、动力促进剂等。对于一部分患者来说，效果快捷，然在临床上，仍有相当部分患者久治而症状难以缓解。慢性胃炎除了上腹部不适、胀满、钝痛、烧灼感外，尚可见到食欲不振、嗳气、反酸、恶心等症状。由于久病，患者常常会出现焦虑，在心理上有很大的压力。对于这部分患者，中医通过辨证施治每每可取得很好的疗效。

今天说说我治疗慢性胃炎的一个效方。对于阴虚兼有气滞的胃痛患者，症见胃脘灼热、隐痛，上腹胀满，口干不多饮，知饥不食，或大便干燥，舌干萎少苔或无苔，脉细，我常以下方加减治疗。

百合 30g，丹参 15g，檀香 10g，砂仁 6g（后下），川石斛 10g，九香虫 10g，生白芍 30g，炙甘草 10g。

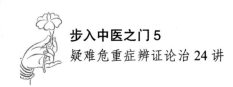

方以百合、石斛养胃阴，胃乃阳腑，喜湿恶燥，阴液亏虚，以此二味养阴为首选；生白芍、甘草缓急止痛，同时亦可酸甘化阴；以九香虫、檀香理气止痛，砂仁理气和胃止呕；丹参活血，凡气滞者，每易致血瘀。

此方缓解胃痛、胃胀其效甚速。其用药之关键，在于方中用九香虫一味，以增强理气止痛之效。九香虫性味咸温，入肝、脾、肾经，有补肾壮阳、理气止痛、通络之功。《本草纲目》谓九香虫"治膈脘滞气，脾肾亏损，壮元阳"。《本草新编》云："九香虫，虫中之至佳者。入丸散中，以扶衰弱最宜。"李春华主任医师喜以九香虫配刺猬皮治疗气滞血瘀型胃痛，配白芍治疗肝气郁滞型胃痛。《中华本草》记载："九香虫行气止痛，用于脾胃气滞及寒郁中焦证。"因此，姜春华教授喜以九香虫配高良姜治寒逆胃痛。我在临床，凡胃有寒者合良附丸，吐酸者加煅瓦楞子，呃逆者加枇杷叶、竹茹，每取佳效。附录二案以资佐证。

病案 1 胃脘灼热痛

赵某，女，54 岁。

2011 年 3 月 29 日初诊。胃脘灼热痛 3 个月，进食则饱胀，大便干燥，舌质淡红，苔薄白，脉沉细。

百合 30g，丹参 15g，檀香 6g，砂仁 4g，川石斛 10g，生白芍 30g，炙甘草 10g，刺猬皮 10g，九香虫 5g，煅瓦楞子 10g。10 剂。

辨证思路：此患者西医诊断为糜烂性胃炎，经西药治疗症状难以缓解。脉症合参，辨为阴虚气滞。方以丹参饮理气止痛；百合、石斛养胃阴；芍药甘草汤缓急止痛；久病入络，以刺猬皮、九香虫通络止痛；煅瓦楞子制酸。药毕诸症大愈。

病案 2　胃脘胀痛

赵某，男，70 岁。

2010 年 5 月 16 日初诊。因胃脘疼痛半月入住我科，予泮托拉唑 80mg 每日静滴，越半月毫无缓解之象。医者束手，请予处方。症见：胃脘胀痛，少饥而不饮食，口干，大便干燥，舌质干红无苔，脉沉细。此胃阴亏虚，脉络失养。治宜养阴润络，理气止痛。停用泮托拉唑。

川石斛 10g，玉竹 10g，生白芍 20g，白扁豆 15g，檀香 10g，丹参 15g，砂仁 6g（后下），九香虫 10g。5 剂。

2010 年 5 月 21 日二诊。服上方第二剂，胃痛即缓解，口干减轻。舌苔少而润，脉沉细。守上方 7 剂，准予出院。药毕，胃痛除，未再发。

后半年胃痛又复发，病症与前同出一辙，服上方 5 剂病缓。

我师马继松教授亦认为九香虫确系治胃良药，认为该药可代替吗丁啉（多潘立酮片），因服后胃肠蠕动明显增快，矢气频传，胃腹胀满渐消。但该药质轻气窜。朱良春先生在《虫类药的应用》中指出，本品煎剂用量一般为 5 ~ 6g，丸散剂用 0.6 ~ 1.2g。该品具有四大功效：补肝肾，壮元阳，疏肝郁，散滞气。可资参考。

二、通便重用肉苁蓉与锁阳

再说说我治疗老年习惯性便秘的一些临床体会。老年人的习惯性便秘，临床极为常见。患者就诊的时候，常常会说到病程很长，多则数年，少则数月，每每数日一大便，便如羊屎，干硬如石，掷地有声，解便极为痛苦。医者常无良策，多予泻下药治疗，或投以清热泻火药，如牛黄上清丸、午时茶，或以番泻叶、大黄泡水，或以西药酚酞片长期口服，或以开塞露灌肠。患者用后多能解下大便。患者感其效快，长期反复用之，其结

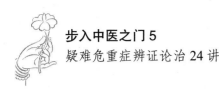
果是便秘久治不愈，愈通愈秘！想必从事临床者多有同感。

高明的治法，或对中医有一定了解的人，多以麻子仁丸治之。麻子仁丸出自《金匮要略》，"趺阳脉浮而涩，浮则胃气强，涩则小便数，浮涩相搏，大便则坚，其脾为约，麻子仁丸主之。"其病机为肠胃燥热，津液不足，肠道失润。其方以火麻仁、杏仁、白芍、蜂蜜润肠通便，以小承气汤（大黄、枳实、厚朴）行气通便泻热。其方所治便秘之病机，与老年习惯性便秘的病机多不相同，因此，用之治疗老年习惯性便秘多只能取效一时，不能从根本上解决问题！

那么，老年习惯性便秘的病机有什么特点呢？这就要从老年人的生理病理特点入手进行分析。《素问·上古天真论》说，男子"五八肾气衰，发堕齿槁"，女子"五七阳明脉衰，面始焦，发始堕。六七三阳脉衰于上，面皆焦，发始白。七七任脉虚，太冲脉衰少，天癸竭，地道不通，故形坏而无子也。"也就是说，年过半百之人，多存在精血亏虚、肾阳不足的病理变化。再结合老年习惯性便秘患者的病情来看，每每兼有头晕、耳鸣、腰酸等其他病症。所以我认为，老年习惯性便秘的病机关键在于肾精亏虚，元阳不足，精血虚则无以濡润肠道，阳气不足则无以推动肠道蠕动。对虚损致便秘的治疗，《景岳全书》指出："**凡病涉虚损而大便秘结不通，则硝黄攻击等剂必不可用。**"因此，**在选方时必须考虑三个特点，一是方中药物应具有补肾益精作用，二是药物同时要具有温煦肾阳的效能，三是要能通便润肠。**只有三者兼备的药物才能真正适用于老年习惯性便秘。在临床上，我习惯选用《景岳全书》的济川煎为底方进行治疗。习惯用方如下：

肉苁蓉 20g，锁阳 20g，当归 20g，怀牛膝 20g，升麻 3g，枳实 10g。

治疗初期 7 剂，加制大黄 6g，火麻仁 15g。

该方其实就是济川煎减泽泻，加锁阳。

《本经逢源》说："肉苁蓉与锁阳，总是一类，味厚性降，命门相火不足者宜之。峻补精血，骤用反动大便滑泻……锁阳治腰膝软弱，以其能温补精血也。总皆滋益相火之验。老人燥结，宜煮粥食之。"《本草求真》说："锁阳专入肾，兼入大肠。"方中肉苁蓉、锁阳为君，佐当归、怀牛膝润肠，但均有补肾益精血之功。同时，肉苁蓉、锁阳具有温补肾阳之效。以升麻、枳实升清降浊，清升浊降，则腑气自通。为什么把济川煎中的泽泻去掉呢？《药性赋》有云："泽泻利水通淋而补阴不足。"泽泻渗利对于精血津液不足之人，多不适宜，故去之。

以此方治疗上百例此类患者，大部分患者能从根本上解决问题，其应用尚有以下技巧：①肉苁蓉、锁阳、当归、怀牛膝剂量必须大；②疗程要足够长，一般少则 1 个月，多则 2～3 个月，即大便正常后仍应用一段时间；③要定时大便，养成排便的条件反射。

三、土茯苓治淋宜大剂

古今医家皆说，学医应稔熟药性，临证当屡用达药。我的理解是，作为医者当对自己喜用、屡用的药物有精深研究，这样才能做到有的放矢，随手取效。

下面说说我喜欢用的一味药物——土茯苓，医籍记载其能解毒除湿、通利关节，可用于湿热淋浊、带下、痈肿、瘰疬、疥癣、梅毒及汞中毒所致的肢体拘挛、筋骨疼痛。而在临床我对土茯苓的应用感受有两点，一是剂量要大，二是对非淋性类疾病疗效非常可靠。

对中药用量的理解除了看书，还要有生活的体会，比如说大腹皮，书里用量就不大，说其与槟榔一样有破气的作用。我到湖南工作后发现湖南人喜欢嚼槟榔，多者每日四五包，呵呵，好几百克，也没有见到因嚼槟榔而致虚者，所以我认为该药临床用量不可拘于书上所说，可适当加大剂量。

土茯苓，我的用量很大，至少 60g，一般用 120g。我之所以这么用，

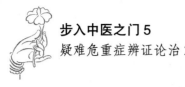

是听老一辈说的故事启发了我，说的是 20 世纪 60 年代初，过"粮食关"，这说法现在的年轻人不知道，也就是三年自然灾害期间，很多人都忍饥受饿，可是在我们老家，却有很多人依靠着土茯苓活了下来，他们上山挖土茯苓，研粉做成饼代主食，但有一个很大的副作用，就是便秘，大便解不出，要用手伸进肛门去掏。所以我用土茯苓量就大。土茯苓又称禹余粮、冷饭团、仙遗粮、冷饭头，《朱氏集验医方》则称其为"硬饭"，《广西中药志》称其为"硬饭头薯"，可见古人即认为其是可以代粮食用的。还有小时候啊，我放牛的时候，常常在山上挖葛根吃，一吃就是很多，所以在治疗颈椎病、筋挛、泄泻时，用葛根的剂量就很大，不怕出事，为什么？有生活的感受。剂量提高了，发现疗效也高了很多。

言归正传，使用土茯苓治疗非淋性尿道炎（非淋）也是从一个非常偶然的机会开始的。一同事的朋友做的哥，冶游了，染病了，小便很不舒畅，而且有一侧睾丸肿大，病了 2 个月，为这吃尽了苦头，不敢到正规医院看啊，有些个体诊所趁机宰人啊，动辄几千，没办法，到医院一诊断，就是个非淋，西药先是阿奇霉素等，连用七八种抗生素就是无效。一次他和我的同事闲聊，我的同事说可以找我试试，呵呵。

的哥来看病了，症状如上述，小便不适，但没有脓尿，左侧睾丸肿大如鸡蛋大，舌质红，苔黄腻，脉滑。该用何方？我断为肝经湿热，所以选用龙胆泻肝汤，用什么中药来针对非淋呢？我从古籍记载土茯苓治疗梅毒想到是否有治非淋的作用。未想到，在龙胆泻肝汤中加入土茯苓 120g，以及消肿散结的橘核、荔枝核后，患者服方 3 剂小便不适感即消失，30 剂睾丸肿胀亦除，是否真的是土茯苓的作用呢，要在临床上重复验证才行。

结果在我以后诊治的多例非淋患者中，使用大剂量的土茯苓均取得了非常理想的疗效。一得之见啊，殊为珍贵，不可视而忘之哦。

下面看两个病案。

病案3 睾丸肿大

刘某，男，40岁。

2008年12月3日初诊。小便淋沥不畅，伴右侧睾丸肿大3月余，屡用西药，病情一直无好转，前后检查费、治疗费计2万余元。刻诊：右睾丸肿大如鸡卵，胀痛，小便淋沥不畅，夜尿频多，右少腹拘挛牵拉疼痛，舌质红，苔黄腻，脉沉。

柴胡10g，黄芩10g，土茯苓60g，川楝子10g，荔枝核10g，夏枯草10g，滑石15g，萹蓄10g，瞿麦10g，凤尾草15g，炙甘草10g。5剂。

此案主症有二，一是小便不利，二是右侧睾丸肿大。《灵枢·经脉》云："肝足厥阴之脉……环阴器，抵小腹""足厥阴之别……**循胫上睾**，结于茎。**其病：气逆则睾肿卒疝**。"因此，将病位定于足厥阴肝经，结合舌质红，苔黄腻，可以断定为肝经湿热，故方以柴胡、黄芩、滑石、萹蓄、瞿麦、凤尾草加大剂量土茯苓清肝泻热，利尿通淋；川楝子、荔枝核、夏枯草走肝经，软坚散结；炙甘草调和诸药。

凤尾草一味，很多医者用之较少，本品味淡微苦，性寒，清热利湿，凉血止血，消肿解毒。文献记载可广泛用治黄疸型肝炎、肠炎、菌痢、淋浊、带下、吐血、衄血、便血、尿血、扁桃体炎、腮腺炎、痈肿疮毒、湿疹等症。广州部队后勤部卫生部所编《常用中草药手册》记载，用鲜凤尾草60～120g，水煎服，治疗泌尿系炎症、血尿；《江西民间草药》记载，治热淋、血淋，可用凤尾草21～30g，用米泔水（取第二次淘米水）煎服。我治疗泌尿系感染属湿热下注者，每在辨证方中加用此味，实践证明可有效提高临床疗效。

2008年12月8日二诊。小便淋沥不畅、右侧睾丸肿大明显好转，右少腹疼痛缓解。上方加川牛膝10g，5剂。清热通淋已获效，加川牛膝引药下行，利尿通淋，用药更进一步。

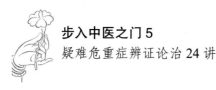

2009 年 1 月 13 日三诊。患者诉服上方后病情逐渐好转，持原方自购 20 剂，前后服方 30 剂，目前诸症悉愈，嘱其停药。

土茯苓一味在方中最为重要，治疗非淋湿热证效佳，但土茯苓需大剂量，常用至 60～120g。

病案 4　小便阴部抽痛

张某，男，40 岁。

2011 年 12 月 3 日初诊。言有多次冶游史。近两个月来小便时感阴茎中灼热难忍，小便频数，小便时阴部刺痛、抽痛。经西药治疗 2 个月病情无缓解之象，甚为痛苦。口干口苦，舌质红，苔黄腻，脉滑。平素喜饮烈酒。足厥阴之脉绕阴器，故断为肝经湿热，治以清热利湿，方以龙胆泻肝汤加减：

龙胆草 10g，黄芩 10g，生栀子 10g，生地黄 10g，车前子 10g，滑石 30g，萹蓄 10g，瞿麦 10g，土茯苓 60g，凤尾草 10g，生甘草 10g。7 剂。

二诊。诉服上方，次日小便灼痛、会阴抽痛感即消失，目前无明显不适，效不更方，上方守 7 剂以巩固疗效。2 个月后带他人来诊，诉经上方治疗，病未再发。

从肝经治疗小便疾患，《内经》中早有论述，《灵枢·经脉》云："足厥阴之脉……过阴器……所生病者……遗溺，闭癃"；《素问·刺热》说："肝热者，小便先黄"；《素问·痹论》云："肝痹者……多饮数小便"；《素问·刺疟》亦说："足厥阴之疟，令人腰痛少腹满，小便不利如癃状，非癃也。"水液之代谢虽然与肺、脾、肾、小肠、三焦有关，但与肝经的疏畅条达亦有关系。若系肝经湿热，壅于三焦，疏泄不畅，也会发为小便不畅、淋沥不尽、灼热不适等症，用龙胆泻肝汤清泻厥阴湿热正合病机。

四、木瓜酸敛治遗尿

病案5 尿失禁9年

某女，36岁，江西省九江人。尿频9年余。"2001年生二胎，2002年脚有点无力。2003年下半年开始尿频，尿量正常，打针吃药后仍无效。2004～2006年小便1～2小时1次。2007年基本上1小时1次小便。某市人民医院泌尿科医生说是尿道狭窄，在医生的主张下做了尿扩手术，手术之后还是无效。2008年曾服用2个月的中药，脚无力有所缓解，小便2小时左右1次。2010年年底开始小便半小时、40分钟、1小时1次不等。2011年端午节小便半小时1次，检查稍有一点点炎症，吃中药至今。其间在本地一个老中医那里吃了1个月的中药后，人越来越难受，脸色发白，全身无力，之后又在某院吃了一个多月的中药，吃完后腹泻，服用参苓白术丸无效，之后购买香砂六君子丸，腹泻止。2011年中秋节后，每晚要小便3～4次，中秋节前每晚1次。现膀胱不能存尿，打个喷嚏或者咳嗽就会小便，如坐下来稍休息后就1个小时1次，如果不坐着，就总感觉要小便。现全身无力，提瓶开水都觉得很累。其他症状：年轻时月经不正常，滞后，量少，时间短（2天就干净了）；经常头疼，1990年下半年开始疼；脾气暴躁；外阴外部穿紧身裤子就痛；时有心悸的感觉。"（患者写的病情经过原文）

2011年12月底来我院就诊，经泌尿外科检查未发现器质性病变，在我院住院1周，舌质淡红，苔薄白，脉沉细。根据上述症状，断为气虚不摄，宗张锡纯经验，用升陷汤加减合缩泉丸，加桑螵蛸、覆盆子缩尿止遗。

生黄芪30g，白参10g，升麻3g，柴胡5g，桔梗10g，覆盆子10g，桑螵蛸10g，怀山药10g，乌药10g，益智仁10g，甘草10g。7剂。

病情无变化，时至元旦，考虑患者为久病，需慢慢守方，处下方带回。

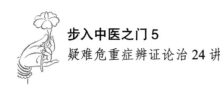

　　生黄芪 100g，白参 10g，升麻 3g，柴胡 5g，桔梗 10g，覆盆子 10g，益智仁 20g，木瓜 10g，山药 10g，乌药 10g，桑螵蛸 10g，甘草 10g。10 剂。

　　注意：此方和上方基本相同，但黄芪的剂量很大，用到了 100g。

　　2012 年 1 月 11 日，患者来信说没有明显疗效，"只希望你别放弃对我（的）治疗，也许我（的）病对你来说是个挑战，因为很多医生都治不好，之所以到你那里去治是因为看到你的书，觉得你分析病情很有判断力，这是一般医生所缺少的最基本的要素。"

　　看完来信，心中有几分担心，考虑病机的分析是否有失误之处，苦思良久，与患者电话沟通，再次肯定原来对病机的分析是正确的，回复守方。

　　2012 年 1 月 30 日，患者来信告知："小便次数好得差不多了，基本上是 3 ～ 4 个小时一次，晚上起来一次，现在弯腰干活腰还有点酸胀，说不出来的味道，只好说是酸胀吧，干活干累了一点力气都没有，有点像虚脱了，还稍微有点黑眼圈，不过不太明显。"

　　前方加桑寄生 10g，川续断 10g，金毛狗脊 10g。7 剂。

　　腰酸痛，黑眼圈，乏力多，提示为肾虚，故加上三味补肾强腰。

　　2012 年 2 月 9 日电话联系告知，说小便白天 1 ～ 2 次，喝水多时 3 ～ 4 次，夜间可不起来。数年痼疾终得以解决，嘱其再守上方 10 剂巩固。

　　此案得以有效，关键重在守方，对于久病之人，不可心无定见，所谓"王道无近功"，宜缓缓图之。方中用药之关键有二：一是使用大剂黄芪，这一点在王幸福老师的《杏林薪传》中有详论，该书实是一本可读之作。二是用木瓜敛肝。木瓜有收敛小便的作用乃从《本草从新》中来，该书云木瓜"酸收太甚。郑奠一曰：木瓜乃酸涩之品，世用治水肿腹胀误矣。有大寮，舟过金陵，爱其芬馥，购数百颗，置之舟中，举舟人皆病溺不得出，医以通利罔效，迎予视之，闻四面皆木瓜香，笑谓诸人曰：撤去此物，溺即出矣，不必用药也。于是尽投江中，顷之，溺即如旧"。百余年后，其同乡浙江桐乡人陆以湉将此事收入《冷庐医话》中，木瓜可以止遗逐渐在医界广传。由此，我在临床上治疗尿频之症，每多加木瓜，**但须指出的是用于虚证，对于湿热下注等实证则不宜。**

人体的健康关键在于体内的气血阴阳之平衡，诸如气血调和、升降有序、封藏平衡等，对于尿频、遗尿、遗精等虚证来说，大部分的患者都存在肾气亏虚，封藏无力，但在临床仅仅使用益肾固涩，有时候效果并不好，为什么？**因为肾主封藏与肝主疏泄二者之间必须保持平衡，肾气亏虚者常存在相对的肝疏太过，因此在治疗时常须加用敛肝一法，**常用药物有木瓜、乌梅、白芍等，如此则能有效提高临床疗效。

下面再看一位小孩遗尿5年的治疗思路。这个患儿是湖南省双峰县的，病案最早发表在"环球中医网"，这个网站曾经非常有影响，但由于维持经费不足，后来停办了，太可惜了。当初我在该网站发表过很多的临床效案，随着网站的停办，基本都遗失了，甚憾！感谢网友的转载，此案得以保留。该案大约记录于2008年秋。

病案6　遗尿5年

昨日一妇人带其小孩来找我复诊，说其小男孩10岁，遗尿5年，西药不说，中药就用了上千剂。去年6月来我这儿就诊，就吃了5剂药，到现在只在去年下雪天最冷的时候遗尿一次，说我的方子太神了。索其病历，阅用方，极简，金匮肾气丸合缩泉丸，加木瓜。患者母亲要求再开药，未开，嘱其入冬用饮食疗法，羊肉或狗肉加桂皮就行。

这方子可以说大家都可以开出来，但有一关键用药，即木瓜也。中医理论说：肾主封藏，肝主疏泄，疏泄太过，不加收敛，对于尿频、遗尿、遗精之病来说，往往难有好疗效。遗尿多从肾入手，培肾固涩，很少注意到肝主疏泄在遗尿中的作用，肝疏太过，只固肾很难有佳效，所以用木瓜敛肝。张锡纯治遗精，很注重肾主封藏与肝主疏泄二者的平衡，益肾之品

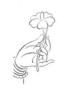
中佐入敛肝之药，此法即从《医学衷中参西录》治遗精案推衍而来。

从此案记录来看，当属肾阳亏虚，方以金匮肾气丸温补肾阳，合缩泉丸温肾祛寒，缩尿止遗。患儿前后服药千余剂，想此类常用之方已经用过，然加木瓜一味敛肝，使肾之封藏与肝之疏泄趋于平衡，数年之疾，5 剂而失，可见古人经验是非常值得借鉴的。

患者家属说服药后只在去年下雪天最冷的时候遗尿一次，冬令主蛰藏，与肾相应，提示患儿存在肾阳不足的体质。《素问·五常政大论》云："**大毒治病，十去其六；常毒治病，十去其七；小毒治病，十去其八；无毒治病，十去其九。谷肉果菜食养尽之，无使过之，伤其正也。**"故嘱入冬以羊肉或狗肉加桂皮作食疗温补肾气即可。

蒲辅周老中医认为羊肉"温阳补血除寒，补中益气，壮阳益肾，开胃健身，治虚劳寒冷，五劳七伤，脾虚胃冷"。《雷公炮制药性解》谓狗肉"入命门"，《医林纂要》谓其"补肺气，固肾气，壮营卫，强腰膝"。二者皆可用于治疗肾阳不足、虚寒内生之遗尿、遗精、腰膝酸软等症。至于肉桂温补下元的功用则是众医再熟悉不过的了。

第7讲　难症化解有技巧，诊察到位最重要

有人说，有些病中医无证可辨，其实不然，非无证可辨，乃未能很好地掌握中医四诊的要点和技能。又有人说，患者四诊到位，但用方无效，在这种情况下，应当反思是否在四诊时某些关键性的症状未问到或未检查到，从而导致了辨证的失误。临床有大量的所谓疑难病治疗实例显示，很多久病不愈的患者，至某医就诊时可数剂或数诊而愈。说明非病之难，而是诊察之失误。

下面从实际病例谈谈这方面的教训。

一、从病例说说问诊

中医的问诊和西医的问诊有明显的不同，西医着重于围绕主诉进行问诊以对疾病做出诊断与鉴别诊断，强调于局部。比如说患者说胸闷，西医就会首先虑到心、肺、纵隔、胸廓等常见疾病的问诊，着重于寻找特异性症状，而对整体状态的问诊有时不太重视。中医不同，中医不仅注重于局部，更注重整体状态的问诊，注重于证的要素的问诊，这是与中医系功能医学的特点相对应的。中医更强调证与整体，强调调动人体内在的潜能自我恢复内稳态，所以有同病异治与异病同治的不同。这是两种医学特点不同所决定的。学习中医的人，不能忽视中医问诊技能的训练。问诊不到位，常常导致不能全面地了解病情，从而导致辨证失误，治疗失败。

我们来看下面一个病例。

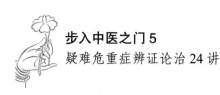

病案 1　崩漏不止

这是一个久漏不止的患者，46 岁，2008 年 5 月 9 日初诊。我们先看看前面诊治的原始病历记录：

2008-4-11　月经已行，但漏下 18 天之久，胯部疼痛，疲乏，苔薄白，脉细。

加参胶艾汤，10 剂。

2008-4-27　漏下未止，腰腹胀痛，苔薄白，脉细。

加参胶艾汤加杜仲、续断、香附、广木香。

患者月经缠绵两月未止，是经熟人介绍到我这里诊治的。前面的两诊是请某名家诊治的，这位名家我非常敬慕，临床水平极高。治疗疑难杂症，常常应手取效。当时我就想不通，为什么一个经漏，一诊未效，二诊仍守前法。交谈之余，患者告诉我，那位名家半天要看 80 多个号，诊病不到几分钟，处方就开出来了。呵呵，这是做名家的悲哀，求诊的多了，当然就很难做到每个患者都细细问诊，也就难免有失误之处了。这正应了张仲景的话：**"相对斯须，便处汤药，按寸不及尺，握手不及足，人迎跌阳，三部不参，动数发息，不满五十，短期未知决诊，九候未曾仿佛，明堂阙庭，尽不见察，所谓窥管而已。夫欲视死别生，实为难矣。"** 从另一个侧面看，就是当今真掌握中医绝活的人少了，所以有了难病，大家就只能想到某一位名家，患者太多了，当然名家也就不能做到每个患者都花费大量的时间来诊疗了。

患者进来的时候精神倦怠，诉腰腹痛，乏力，月经色鲜红、质稠，夹有少量血块，口干口苦，心烦。视其舌脉，舌质淡红，边有齿痕，脉沉细。

久漏必虚，这患者已经有明显的气虚了。但同时也有热象：月经色鲜红、质稠，夹有少量血块，口干口苦，心烦。这热象是虚是实？我的看法是虚热，久漏而致血虚阴虚，虚火内生，这虚火反过来会灼伤络脉，加重出血。治疗的要点有两个方面，一是益气，二是滋阴清热。古人说治崩有三法：塞流、澄源、复旧。当务之急是塞流，存得一分血液，便有一分生机。怎么塞？一是益气以摄血；二是滋阴以降火，凉血止血。对于阴虚火旺出血的患者，须佐以苦寒以折火势，这是取效的关键，此系个人心得。

生黄芪 20g，白参 5g，升麻 3g，柴胡 5g，煅龙骨 30g，煅牡蛎 30g，仙鹤草 30g，血余炭 10g，生地黄 30g，地骨皮 10g，黄芩 6g，制大黄 10g。3 剂。

方用生黄芪、白参、升麻、柴胡益气升提固摄；生地黄、地骨皮甘寒滋阴以清热；煅龙骨、煅牡蛎固涩止血；黄芩、制大黄苦寒直折火势，凉血以止血；仙鹤草、血余炭化瘀以止血，使血止不留瘀。

服方 3 剂即大效，经量明显减少，舌质淡红，苔薄白，脉沉细，尺部尤甚。患者又补充了新的症状，说咽干，病后一直小腹冷，足跟痛，牙松不能咬硬物，喝冷水则牙冷不适。遂更方如下：

生黄芪 30g，白参 5g，升麻 3g，柴胡 5g，仙鹤草 30g，血余炭 10g，煅龙骨 30g，煅牡蛎 30g，生地黄 30g，黄芩 6g，熟地黄 20g，山茱萸 15g，怀山药 10g，炮姜 3g，玄参 20g。7 剂。

患者二诊诉咽干，病后一直小腹冷，足跟痛，牙松不能咬硬物，喝冷水则牙冷不适，实乃肾气亏虚、胞宫有寒的征象。在上方大法基本不变的情况下，加熟地黄、山茱萸、怀山药益肾气，炮姜温宫以散寒。为何加玄参？阳不足之人常常有浮游之火上浮，是以有咽干，玄参善于引浮游之火下归肾宅。《药品化义》说："戴人谓肾本寒，虚则热。如纵欲耗精，真阴亏损，致虚火上炎，以玄参滋阴抑火。凡头疼、热毒、耳鸣、咽痛、喉风、瘰疬、伤寒阳毒、心下懊恼，皆无根浮游之火为患，此有清上彻下之功。"此方在进一步"塞流"的基础上，加上了"澄源"的用药。

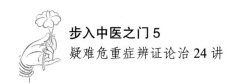

2008 年 5 月 19 日三诊。漏经已止，足跟痛，仍牙松不能饮冷，倦怠尚未明显恢复，小腹隐痛，腰痛减轻，舌质淡红，苔薄白，脉沉细无力。血已止，方当以复旧为主，补气养血，益肾温阳。

生黄芪 30g，白参 5g，当归 15g，升麻 3g，柴胡 5g，仙鹤草 30g，血余炭 10g，生地黄 30g，熟地黄 20g，山茱萸 15g，怀山药 10g，炮姜 3g，玄参 20g，炙甘草 10g。7 剂。

7 剂毕，诸症大减，再 10 剂，病若失。

本案前医之失，系由于患者太多，无暇细问，很多辨证要素未能把握，而致治疗有误。**详细而周到的问诊是正确辨证的前提，也是治疗获得良效的关键。**

病案 2　腹痛查因

再看一个西医诊断不明的疾病。这是位女性患者，58 岁。2 月 10 日晚上 10 时吃完晚饭后突感脐周疼痛，阵发性加剧，恶心无呕吐，无腹泻，在我市某医院急查超声、腹部平片、血常规等未见异常，予抗感染、解痉治疗，病情当时有所缓解，但 1 周来腹痛反复发作。从 2 月 11 日开始使用氧氟沙星、654-2 连续静脉滴注，症状没什么改善。这患者很明智，看西医不行了，她就改看中医了，2 月 17 日来我科住院治疗。管床的医师继予头孢吡胺抗炎、654-2 解痉。

2 月 18 日查房，患者诉脐周疼痛阵发，**腹胀，矢气则舒，口干，大便2 日未解**，舌质淡红，苔薄白，脉小弦。

柴胡 10g，白芍 30g，枳实 10g，木香 6g，延胡索 10g，川楝子 10g，熟大黄 6g，炙甘草 10g。

患者诉脐周疼痛阵发，腹胀，矢气则舒，为气滞腹痛的特征性症状，故断为气滞腹痛，方以四逆散加减理气止痛。

服药 3 剂，患者感腹胀程度明显减轻，大便日 1 次。病号太多，这患者病情明显缓解，也就没再进一步跟踪观察，让主管医师自行处理了。

2 月 28 日，每周例行查房，这患者诉服上方 3 剂后，疼痛减轻，然仍未完全缓解，时有隐痛，仍腹胀、口和，双足感到冷，大便基本正常，舌质淡红，苔薄白，脉弦。做腹部检查的时候发现患者**腹部放着一个大热水袋，在热敷。**

有时候疗效不好，常常是我们对病情把握不够，四诊当中疏于观察一些关键性的症状，而这些症状对正确辨证非常重要。患者喜用热水袋捂腹部，这就是教科书里说的腹痛得温则减，典型的虚寒证候。结合舌脉，当定性中焦阳虚，寒凝气滞，治疗当温阳散寒，理气止痛。若在首诊时问上一句，腹痛热敷是否能够有所缓解？也不至于出现用方偏误。可见问诊不周，常致用方失准！既然西医解痉未能缓解腹痛，干脆就停用西药 654-2。用方如下：

制附子 6g（先煎），干姜 3g，白芍 30g，熟大黄 6g，厚朴 10g，莱菔子 10g，枳实 10g，香附 10g，炙甘草 10g。

患者服药 3 剂，腹痛缓解。

第一方，辨证有不足之处，当时并未考虑到存在阳气亏虚的一面，为什么当时没考虑到？其中"口干"干扰了当时的问诊思路。其实这口干是 654-2 静脉滴注后的副作用，并非阳热证的症状。**使用西药，常产生很多干扰性症状（药物带来的副作用），这些药物导致的症状常常会影响我们的辨证思路，导致我们的立法处方产生误差，这是现在的中医必须加以注意的。**严格来说，在一诊中，对于痛症的问诊是极其不到位的，以致于遗漏了"喜温喜按"这一虚寒腹痛的特征性症状，从而导致了治疗产生很大的偏误。所以服用第一方腹痛虽有明显减轻，但未能止住。

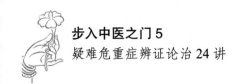
　　唐·孙思邈说："**省病诊疾，至意深心，详察形候，纤毫勿失。**"晋·杨泉《物理论·医论》指出："**贯幽达微，不失细小，如此乃谓良医。**"是我们临床工作者临证不可忘却的谆谆告诫！

　　二诊在检查过程中发现患者有腹痛喜温的特点，确定患者存在阳气不足的一面，予以姜、附温阳，使药与病机相合，在停用西药解痉的情况下，患者病情迅速缓解。此案其实算不了什么大症难症，写此案的目的只是提醒大家在辨证中要注意排除药物性症状对临床辨证处方的干扰。

病例 3　三叉神经痛案

　　接下来再说说一个三叉神经痛病例的问诊，讲述问诊的技巧。患者入院的第二天，管床医师请我查房。带着实习生走进病房的时候，患者正在发作，痛得嚎啕大哭，右手压在颌部，泪流满面。管床医师告诉我，这患者患三叉神经痛已经 10 余年了，在西医院诊治，长期予卡马西平等抗癫痫药物治疗。由于副作用大，不能正常服药，病情一直未能很好地控制，近期发作频繁，每日都要发作数次。3 天前在湘雅医院再诊，用药出现呕吐，不能耐受，故来我院就诊，被收治入院。患者长期服用西药无效，寄希望于中医。

　　患者痛苦不堪，这时候采集病史是不行了，告诉管床医师，先予强痛定（盐酸布桂嗪注射液）镇痛，等疼痛缓解后再行查房。

　　走出病房，我向实习同学提出了第一个问题，从中医角度说，当属头痛，那么头痛诊治最重要的是什么？为什么提这个问题？因为明白了这一点，才能做到对此患者正确入手采集病史。有同学回答是分经辨证，老师在课堂上说过：太阳头痛用羌活、阳明头痛用白芷……等等。这种回答其实没有把握中医治疗头痛的要点，也可以说对《中医内科学》"头痛"一章的内容没能很好地掌握。对于头痛诊治最重要的是首先要把握外感和内伤，为什么？外感头痛无非风、寒、暑、湿、燥、火为患，其病程短，多有表证伴随，如何区别？当根据六淫致病的特点加以问诊而区别。内伤头痛则不一样，有虚实之分，有脏腑分经之不同，病程很长，其问诊的要点又有不同。

患者头痛缓解了，我们重新走入病房，来到患者的旁边，在开始问诊前，我先问学生，此患者是外感头痛还是内伤头痛？对于中医的教学，我喜欢结合具体病例对学生循循诱导，让他们在无意中建立中医的临床思维。

有学生答属内伤头痛，病程 10 年，哪能见到 10 年的外感头痛呢？

既然是三叉神经痛，那么我们就要问疼痛的部位、性质、持续的时间、发作缓解的因素。患者说头痛是 10 余年前开始的，每次发作开始，都出现右侧下牙痛，然后右侧额部、颞部剧痛，如刀割，如火燎。于是我请患者指出最痛的几个点，患者指出目内眦、鼻外到鼻翼、下颌颊车几个部位。接下来患者告诉我说发作很频繁，常在洗脸的时候诱发等。

切完患者的脉象，我打断患者的话，接着问他是否有便秘的习惯，患者就说大便一直难解，干结如羊屎，只要 2 天不解大便，则头痛必发。

我的问诊按照中医的十问歌顺序来说，发生了很大的跳跃，有同学没明白，就问老师："您怎么知道患者大便不好？"呵呵，我说不是我知道，而是患者告诉我的，我只是加以印证一下。为什么？请大家也想一想再向下看。

我是怎么推测出来的呢？我们一起复习一下阳明经的循行路线。《灵枢·经脉》载："大肠手阳明之脉……其支者，从缺盆上颈、贯颊、入下齿中，还出夹口，交人中，左之右，右之左，上夹鼻孔""胃足阳明之脉……下循鼻外，入上齿中，还出夹口环唇，下交承浆，却循颐后下廉，出大迎，循颊车，上耳前，过客主人，循发际，至额颅。"

患者每发头痛前必先出现牙痛，而后面部疼痛，以目内眦、鼻外、颊车部位为甚，由此我们就可以明白，患者的病症集中在阳明大肠与胃经，六腑以通为用，胃主沉降，大肠下传糟粕，以通为顺，结合患者脉大而搏

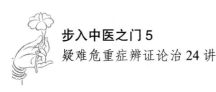

指，断定患者阳明热甚，腑气不通。呵呵，至此我相信大家就会明白我为何有此一问了。

我们要善于运用所学的中医理论去分析患者的症结，寻找疾病发生的关键点，只有找到这个关键点，我们才能对疑难杂症的治疗做到有的放矢。

单大便不通还不行，必须进一步寻找佐证，看看患者的疼痛是否具有热象的特点？于是我就问患者，疼痛的时候如果用热毛巾捂捂你会有什么感觉？患者就说，每疼痛发作面如火烧，必以冷水浸毛巾捂面才行。

明代医学家张景岳在总结前人问诊要点的基础上写成《十问歌》，清代陈修园又将其略作修改补充为：**一问寒热二问汗，三问头身四问便，五问饮食六胸腹，七聋八渴俱当辨，九问旧病十问因，再兼服药参机变，妇女尤必问经期，迟速闭崩皆可见，再添片语告儿科，天花麻疹全占验。"**第一句就是问寒热，这问寒热不仅适用于外感病、温病、内伤病，对于局部的病变也要问到。如何问？问发病时局部施以冷、热的感受。

临床上有时候我们常常感到无证可辨，真的是无证可辨吗？我看不是，是我们问诊不到位。作为国家执业医师考试的考官，我发现我们中医的望闻问切基本要领已经非常淡化，在 15 分的临床采集病史题的答案中，几乎体现的都是西医诊病的要点，而根据十问歌采集病史的分值只占 2 分，考生们也很少有人记起这 2 分的内容来。就是记起来了，也只是对考官说一句，还要结合中医的十问歌进行问诊，真要再考下去，几乎没几个考生能说出具体的问法来。

此是闲话，言归正传。结合患者口干口苦，舌质红，苔薄黄，诊断为阳明热甚，循经上扰所致。方以清胃散加白芷、蜈蚣、全蝎息风止痛，制大黄通腑泻浊。服方 1 剂，患者便通，感全身轻松，面部疼痛发作 1 次，持续时间极短，且很轻微，可以说方药基本合乎病机。后以此方出入，调治 10 余剂，基本告愈。

二、从病例说说切诊

接下来再看一个病例，看看切诊在疑难危重患者中运用的重要性。

这个病例是医院的一个老药工，副主任药师，男性，70 余岁，时值盛夏，几天前住到我们科。这老药工 4 年来反复出现腹泻与便秘交替发作，腹泻 10 余天，接下来就便秘 1 周，然后又是腹泻。经长沙几家医院的纤维肠镜检查确诊为"慢性结肠炎"。1 周前，腹泻再次发作，每日腹泻 5~6 次，纳食很差，渐感疲倦乏力益甚，经门诊输液等治疗，病情无明显好转，遂转入病房。

4 年病程也算个疑难病了，如何诊治？当然我还是强调，中西医各有所长，取其善者而用之。这种病用抗生素没什么用，就输液保持水电解质平衡吧，柳氮磺吡啶用了几年没效，反正在吃就让他接着吃。我把治疗的重点转向中医药。

当然还是辨证施治，前提还是要仔细地诊察病情，患者形体消瘦，轻度脱水面容，精神很差，腹泻前腹痛尤甚，泻则痛减，大便稀溏不臭，乏力倦怠，舌质淡干少津，苔薄白，脉沉细。

视其以前所服中药方，皆为清热利湿、健脾益气、抑木扶土等方药，但病情未见明显改善。我站在患者的床边久思不得要领。

跟我查房的学生说：老师，这患者腹泻前腹痛尤甚，泻则痛减，大便稀溏不臭，乏力倦怠，是肝强脾弱的症状，用刘草窗的痛泻要方应该有效。

呵呵，能有效吗？前面的医生已经施用过本方，有效就不会拖上 4 年！

望、闻、问做完了，接下来是切诊。大家不要忘了，中医的切诊不仅仅是诊脉，还包括肢体触诊、切肌肤等。早在《内经》里就有按"虚里"以诊察"宗气"的诊断方法，《伤寒论》中有"病者腹满，按之不痛为虚，痛者为实"的记载。古籍中描述的癥瘕积聚其实也是通过切诊得来的。有关切诊的记载在中医古籍里可以信手拈来。因此，我们不可把中医的切诊仅仅局限于脉诊一途。

就这切诊，让我发现了疾病的症结所在。虽在酷暑，患者的两下肢冰冷如铁，手捂上去时间久了，是越捂感到越冷！结合两脉沉细无力，尤以尺部为甚，我断定他是下焦肾阳亏虚，不能暖土。为什么腹痛即泻，泻后痛减？是寒积于肠，泻下则寒邪随便而减，故而泻后痛减。证属久病沉寒痼疾，当以大剂温阳益肾之品，佐以健补中土。方以《太平惠民和剂局方》真人养脏汤加减，首剂加制附子 15g，患者服药后腹泻很快止住，感两下肢开始温暖。

老药工非常高兴，出院后守方自行逐渐加大附子的用量，一直加到每剂 40g，连续服用真人养脏汤加附子 20 余天停药。随访半年，4 年痼疾得以完全缓解。炎夏酷暑，1 个月用附子逾 1000g，不但没出问题，而且顽症得以痊愈。这老药工见人就说我的方子开得好。呵呵，我说，老前辈啊，您的病是您自己看好的，我只开过 5 剂，其他的都是您自己加的量啊。老药工说，我服附子感到舒适，当然可以加量了，你还不信我这老药头啊，你摸到了我的病机，当然功劳算你的了。呵呵。

我给发热患者切诊的时候，常常握握患者的手背和手心，有同学不理解，其实这诊法来自李东垣的《内外伤辨惑论》，一般手背热于手心多属外感发热，手心热于手背多属内伤发热。临床上诊察疾病，我也喜欢摸摸患者的前臂、手、胫部及足，感受一下患者的皮温，为什么？中医有个症状叫"四肢不温"，是鉴别阳虚、阴虚的要点，这四肢不温是摸出来的，不是患者说的，是个客观体征，你要当作主观感觉辨证可能会出错！

经此病例，我们可以看出切诊在疑难病诊治中的重要性，忽视切诊常常使我们遗漏了辨证的关键要素。切诊的内容非常广泛，包括脉象的变化，胸腹的痞块，皮肤的肿胀，手足的温凉，疼痛部位有无压痛，以及穴位、经筋、循经按诊等。我们要加以学习和掌握切诊的要领，以提高个人的临床技能。

第8讲 少阴外感非少见，取效关键在辨证

少阴病提纲说："少阴之为病，脉微细，但欲寐"，提示少阴病的病机关键在于少阴气血阴阳不足，所以张仲景在《伤寒论》里反复告诫："少阴病，脉细沉数，病为在里，不可发汗"（285 条）"少阴病，脉微，不可发汗，亡阳故也"（286 条）"少阴病，但厥无汗，而强发之，必动其血……是名下厥上竭，为难治"（294 条）。由此看来，少阴本证无发汗之法。然仲景又说，"少阴病始得之，反发热，脉沉者，麻黄附子细辛汤主之"（301 条）"少阴病，得之二三日，麻黄附子甘草汤微发汗，以二三日无里证，故微发汗也"（302 条）。此两条不同于少阴病之本证，讲的是正气虚弱，少阴阳气不足，不能抵抗外邪，感受邪气，其病机与太阳发病相同，但因正气亏虚，脉不浮而沉。本病原属虚寒，因兼太阳病而发热，所以说"反"，然由于阳气亏虚，在发汗解表的同时，要顾护里阳。太阳病发热当汗，麻黄汤主之。少阴病脉沉当温，附子汤主之。第 301 条属初起，以汗剂之重者，故用细辛。第 302 条系得病二三日，考虑正气亏虚，所以去细辛用甘草。无"里证"，指的是无少阴虚寒出现的呕吐、自利等情况，提示我们当与纯少阴里证相兼别。

临床使用太阳少阴两感方剂麻黄附子细辛汤的辨证要点，我的体会是：①外感发热，无论体温多高，但患者的主诉以冷为主，且感到寒冷入骨；②脉沉而无力，可兼数；③精神委靡不振。

病案 1

某男，48 岁。因发热、咳嗽 4 天入院，入院时症见：咳嗽，咳绿痰，

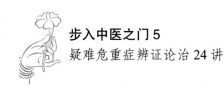

高热不退，双肺有大量的干湿啰音。入院后用美罗培南、头孢地嗪等抗炎1周，中药银翘散加减，病情无明显好转，体温波动在 38.5～40℃之间。

我查此患者虽高热，但自己并不感到热势高，虽在炎炎 7 月天气，仍盖厚被，口干，喜热饮，诉寒冷彻骨，舌苔白厚腻，脉沉细无力。断为太阳少阴两感证，以麻黄附子细辛汤加减：

制附片 10g（先煎），细辛 3g，香薷 6g，桔梗 10g，前胡 10g。

用香薷一是南方气候潮湿，患者苔白厚腻，夹有痰浊；二是古人有云，冬用麻黄，夏用香薷，香薷发汗兼有祛暑湿之功效，故改麻黄为香薷。加前胡、桔梗者，以患者有咳嗽。晚服头煎，次日晨热退，下午 4 时又高热，持续仅 2 小时。2 剂服完，热邪尽退，后随证调方，病入坦途，痊愈出院。

病案 2

我院手术室某麻醉师的表姐，30 岁。时在 6 月，发热 9 天，一直在长沙某三甲医院急诊室留观治疗，抗病毒、抗炎及支持疗法治疗 9 天，各种检查加上治疗费花去近万元，热势没有丝毫减退之象。该麻醉师建议转我院治疗。查其病历，西医诊断为"上感"。来诊时已是下午 4 时，视患者面容极度憔悴，精神极度疲惫，俯倚诊桌，上气不接下气。查体温 40℃，问其感发热否，说冷得厉害，冷到骨头里，厚被不能祛其寒，纳呆，舌苔白偏腻，脉沉细无力而数。断为太阳少阴两感证，予麻黄附子细辛汤加减。

麻黄 10g，制附片 10g（先煎），细辛 3g，苏梗 10g，藿梗 10g。

下午 5 时半服药，9 时退热，热未再复，病入坦途。

方以麻黄附子细辛汤温阳解表，以苏梗、藿梗理气化湿以和胃。

病案 3

张某，男，67 岁。

2012 年 11 月 8 日就诊。诉前日不慎受寒，周身畏冷，感寒气侵骨，胃脘冷痛，鼻塞流涕，舌质淡嫩，边有齿痕，脉沉细微。体温 39.5℃。既往有冠心病心衰、原发性高血压病史，一直服用西药治疗。四诊合参，断为太阳少阴两感，寒邪直中胃腑。治以麻黄附子细辛汤合良附丸加减，以扶阳解表，温胃散寒。

紫苏花 10g，制附片 10g（先煎），细辛 3g，高良姜 10g，香附 10g，炙甘草 10g。3 剂。

服药第二剂，热退，诸症缓解，电话询问，余药是否续用？症解，嘱其弃药。

高血压患者用麻黄不宜，故改麻黄为辛温解表之紫苏花。用古人方，重在守法，要善于化裁，正所谓"不可无方，但亦勿拘泥于方"。

第9讲　方药无效当反思，且莫轻言系病重

医非神仙，水平再高，临证时亦有失误之时，出现服方无效。此时应当及时重新详细四诊，精心辨证，从而纠正诊断之失误，不可不思悔改，轻言病重而难治，如是则难为良医。

在《步入中医之门 1》中我多次说到过临证的教训，今天我们再来说几个失误纠治案。

病案1　心胸如火焚

一近 80 岁的老年男性患者，住长沙市定王台。因前列腺肥大，几个月来一直不能自行排尿，在西医院多次门诊，外科予以保留导尿 2 月余，后有医生建议做膀胱造瘘，遂住进我院外科。患者既往有高血压、冠心病史，由于心功能很不好，所以外科很慎重，请我们心血管内科会诊。

会诊的时候，患者半倚靠于床，诉平素稍动则气短，静息状态下尚可，察其两肺底有少量湿性啰音，虽无明显肢肿，亦可断定患者心功能不是很好。患者诉说 2 个月来小便一直排不出，近 20 天，每晚心胸烘热，如火焚烧，虽在严冬，必敞胸方舒，全胸至颈汗出不止，每晚发作数次，口干，饮水不多，大便正常，舌质淡红，苔薄白，脉沉细。

首诊，思其"心胸烘热，如火焚烧"，颇似王清任《医林改错》中所述的"灯笼病"，以血府逐瘀汤加减，并建议暂缓做膀胱造瘘。

柴胡 10g，枳壳 10g，白芍 10g，桃仁 10g，红花 10g，当归 15g，川芎 10g，生地黄 15g，桔梗 10g，怀牛膝 10g，炙甘草 10g。

服方5剂，诸症依然。药入无效，当重审病机。再问，患者素感气短，动则尤甚，由此可以推论出患者有明显的气虚。

有关心中热的常用方有这么一些：栀子豉汤，出自《伤寒论》，常用于伤寒汗吐下后，虚烦不眠，心中懊侬，剧者反复颠倒。另有凉膈散，用于表里皆热，热扰胸膈，心中烦热不安，此证常出现于温热病，与此患者不符合。再就是血府逐瘀汤，出自《医林改错》，原书说："身外凉，心里热，故名灯笼病，内有血瘀。认为虚热，愈补愈瘀；认为实火，愈凉愈凝。三两付血活热退。"此患者用之无效，何也？为"口干，饮水不多"所障眼，血瘀之口干每"欲嗽口而不欲咽"，再审其证，除心中热外，并无明显血瘀佐证，如舌暗有瘀斑、舌下络脉迂曲等，其脉沉细亦与血瘀证之脉涩大不相同。故其辨证不准。

现在重新归纳脉证。素感气短，动则尤甚，舌质淡红，苔薄白，脉沉细，均为气虚之象。气虚是否可以出现胸中烦热呢？《脾胃论》说："**形气衰少，谷气不盛，上焦不行，下脘不通，胃气热，热气熏胸中，故曰内热。**"这段文字说的是什么？就是气虚不足，阴火内生，可致"热气熏胸中"，当然就可以出现胸中如焚的病症了。至于全胸至颈汗出不止也就好解释了，营卫出中焦，脾虚则卫气生成不足，卫外不固，因此汗出。

再说说小便不出，中医称之为"癃闭"，中气亏虚，每致清气不升、浊气不降而致。《谢映庐医案·癃闭门》说："有因中气下陷而气虚不化，补中益气，升举而化之。"遂改方以补中益气汤甘温除热，升清降浊。

白参10g，生黄芪30g，当归20g，白术10g，陈皮10g，升麻3g，柴胡5g，三七3g（冲），炙甘草10g。

服5剂，心胸烘热除，汗止，要求拔出导尿管自行小解，小便顺畅，出院。

很多人问我升提方中为何升麻、柴胡用量如此之小，其实这是根据中

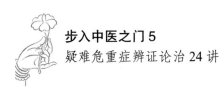

药的升降浮沉理论而来。欲升者，薄其味，取其气；欲降者，厚其味，取其质，轻则升浮，重则沉降。升麻、柴胡用量小，则能升阳。《药品化义》说："升麻，善提清气，少用佐参、芪升补中气""柴胡，性轻清……若少用三四分，能升提下陷，佐补中益气汤，提元气而左旋，升达参、芪以补中气。"若重用，升麻当为清阳明热之药，柴胡其效则在疏肝理气。

三诊，患者诉回家 10 余日小便未出现排尿困难，只是夜尿频，每夜 5 ~ 6 次，视其舌淡胖，边有齿痕，脉沉细。前用升清降浊已效，再予补中益气汤合缩泉丸加减：

白参 10g，生黄芪 30g，当归 20g，白术 10g，陈皮 10g，升麻 3g，柴胡 5g，乌药 10g，怀山药 10g，益智仁 10g，制附片 6g（先煎），桂枝 10g。

病案 2　眩晕

甘某，男，68 岁，本校某教师之夫。眩晕反复发作 2 个月，曾在本校附一院住院月余未缓解，后又请湖南某名老中医诊治，方以天麻钩藤饮等加减近月无效，后于 2011 年 12 月 2 日来我处就诊。症见头晕，后颈不适，伴失眠，断为肾精亏虚，太阳经气不利，方以桂枝加葛根汤合左归饮加减，14 剂未见好转。

2011 年 12 月 16 日二诊。经过反复询问发现，其眩晕极有规律，每日晨起眩晕，伴气短，甚则上下气不相续接，至午后眩晕即止，乏力亦去，下午则如常人，失眠，舌淡红，苔薄白，脉右关弱。断为宗气下陷，方以升陷汤加减：

生黄芪 30g，白参 5g，升麻 3g，柴胡 5g，桔梗 10g，葛根 50g，丹参 15g，当归 15g，法半夏 10g，夏枯草 10g，生龙骨 30g（先煎），炙甘草 10g。5 剂。

2011 年 12 月 29 日三诊。诉服上方后，眩晕即缓解，10 余日未发作，睡眠亦明显改善。因将赴深圳，索方巩固，嘱其上方续服5剂。

传统中医认为，老年眩晕多与肾精不足，不能上注于脑，以致脑髓失养有关。《灵枢·卫气》说："上虚则眩。"《灵枢·海论》说："髓海不足，则脑转耳鸣，胫酸眩冒。"此说与临床极为符合，虚者清气不升，脑失所养，肾精不足，髓海空虚皆可致眩。对于老年眩晕，益肾为重要治则之一。

然《灵枢·口问》又说："上气不足，脑为之不满，耳为之苦鸣，头为之苦倾，目为之眩。"张锡纯认为大气下陷，不能上达于脑，亦可发为眩晕。由此，张氏提出了另一创新理论，认为宗气下陷亦可出现上述类似症状，这一新理论为临床治疗提供了新的指导。他说："其神昏健忘者，大气因下陷，不能上达于脑，而脑髓神经无所凭借也""而此气且能撑持全身，振作精神，以及心思脑力，官骸动作，莫不赖乎此气。此气一虚，呼吸即觉不利，而且肢体酸懒，精神昏愦，脑力心思为之顿减。"这一创新理论为脑血管病的治疗提供了新的理论依据。

此案先投以天麻钩藤饮不效，可能与前医习惯性认为眩晕系老人肾精不足、水不涵木而忽视详细四诊有关。来我处首诊时，根据头晕，后颈不适，伴失眠，断为肾精亏虚，太阳经气不利，方以桂枝加葛根汤合左归饮加减，14剂未见好转，用方无效，与问诊不到位，未能准确把握病机有关。

二诊通过询问，发现其眩晕极有规律，每日晨起眩晕，伴气短，甚则上下气不相续接，至午后眩晕即止，乏力亦去，下午则如常人，舌淡红，苔薄白，脉右关弱。四诊合参，晨起眩晕，下午则如常人，是典型阳气不升症状，上下气不相续接是宗气下陷之明征，故根据张氏经验，投以升陷汤加减。失眠，加法半夏、夏枯草、生龙骨交通阴阳，安定神志；后颈不适，以葛根、丹参、当归活血以舒筋。辨证准确，故多日之疾数剂而安。

病案3 反复口腔溃疡

王某，女，61岁，长沙人。

2010 年 11 月 5 日初诊。反复口腔溃疡，眼痒，视物模糊，关节疼痛，喜冷饮，牙痛，舌质淡红，苔薄白，脉细。

生石膏 30g，藿香 10g，防风 6g，升麻 10g，黄连 5g，麦冬 10g，当归 10g，牡丹皮 10g，黄柏 6g，砂仁 6g，甘草 10g。7 剂。

2010 年 11 月 11 日二诊。病情无明显缓解，仍口腔溃疡，眼痒，牙痛，舌质淡红，边有齿痕，脉小细弦。

龙胆草 10g，山栀子 10g，黄芩 10g，车前子 10g，当归 15g，土茯苓 30g，生地黄 10g，天冬 10g，白参 5g，黄柏 6g，砂仁 10g，炙甘草 10g。5 剂。

2010 年 11 月 16 日三诊。口腔溃疡无明显好转，服前方口水多，舌质淡红，苔薄白，脉细。

太子参 20g，干姜 5g，白术 10g，炙甘草 15g，肉桂 0.5g，玄参 15g。5 剂。

另：吴茱萸打粉，陈醋调，外敷涌泉穴。

2010 年 11 月 22 日四诊。口腔溃疡痊愈，口液减少，但上牙床仍有肿胀感，视之无明显红肿，舌质淡红，苔薄白，脉沉细。

太子参 20g，干姜 5g，白术 10g，炙甘草 15g，肉桂 0.5g，玄参 15g，怀牛膝 15g，熟地黄 15g。7 剂。

2010 年 11 月 29 日五诊。口腔溃疡未再发，服上方眼痒、牙龈肿胀感消失，舌质淡红，苔薄白，脉细。

党参 15g，干姜 5g，白术 10g，炙甘草 10g，怀牛膝 15g，白菊花 10g，枸杞子 10g，熟地黄 30g。8 剂。

此案是一个辨证失误纠治案，一诊以反复口腔溃疡、牙痛、喜冷饮等症断为脾胃伏火上炎，而忽视舌质淡红、苔薄白、脉细等，误用泻黄散合封髓丹，药证不合，故无效验。一诊无效，二诊从眼痒、视物模糊、喜冷饮入手断为肝火上逆，仍视舌质淡红、苔薄白、脉细而不见，故龙胆泻肝汤合封髓丹投之不应。三诊口腔溃疡不见好转，而见口水增多，结合舌脉，苦寒损伤脾胃之阳昭然若揭，以药断证，患者属中焦虚寒，土不敛火明矣，即朱丹溪所说："口疮服凉药不愈者，因中焦土虚。"故方以理中汤厚土敛火，加小剂量肉桂，外用吴茱萸敷涌泉引火下行。张元素说："治空中氤氲之气，无根之火，以玄参为圣药。"凡阳虚于下，浮游之火上浮而现口、咽、舌为患者，此药有其独特疗效，故用之。四诊、五诊病向痊愈，足证辨证不准，取效必难。

关于厚土敛火法，尤在泾《医学读书记》中对此有一番阐释："王肯堂治许少薇口糜，谓非干姜不愈，卒如其言。又从子懋镐亦患此，势甚危急，欲饮冷水，与人参、白术、干姜各二钱，茯苓、甘草各一钱，煎成冷饮，日数服，乃已。盖土温则火敛，人多不能知。此所以然者，胃虚食少，肾水之气逆而乘之，则为寒中，脾胃虚衰之火被迫上炎，作为口疮。其症饮食少思，大便不实，或手足逆冷，肚腹作痛是也。"可见其辨证要点在于对中焦虚寒症状的把握，尤氏"饮食少思，大便不实，手足逆冷，肚腹作痛"等症，可作为临床诊断依据。治疗以温补脾胃为大法，方选理中汤加减，以厚土敛火。清代名医邓养初在评论此案时写道："辨真假之关键处，学者最宜留意。若属夫肾者，又须八味丸治之，干姜宜易炮姜。"可谓画龙点睛之笔。临证中，以清火泻热法治疗口腔溃疡无效时，本案当可作为借鉴。

病案4 久咳不止

历来有言，"内科医生不治嗽，外科医生不治疡"，是说咳嗽往往很难

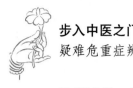
取得速效，就我的经验来说，咳嗽一证只要辨证准确，治疗取得速效并非难事，大概是古人对肺痨缺乏真正可靠的治疗办法才有此感叹吧！

然而在临床，很多由于外感引起的咳嗽患者，若起病就用中药，一般来说，三五剂就可解决问题，但问题是很多人患病初始就看西医，无效了才想起中医。由于抗生素的使用，使中医的辨证变得很复杂，所以现在对中医的要求就更高了。下面就说说这样一个病例。

2012 年 6 月 13 日接诊一位女性病例，26 岁。2 个月前由于感冒，继发了咳嗽，西医先诊断为"上呼吸道感染"，后诊断为"急性支气管炎"，静脉注射了十几天的抗生素，咳嗽有所减轻，后来口服抗生素。

现在的患者想法很简单，咳嗽是细菌感染引起的，吃抗生素"消炎"就行了，所以就拖延了 2 个月，但这咳嗽就是不好！于是患者的姑姑，我的一个老病号就说，找毛教授看看中医吧。

患者初诊，咳嗽，痰少，白黏，咽痒则咳，舌淡红，苔薄白，脉无异象。于是断为外感风寒，久咳肺气不敛，根据经验，开了个止嗽散加诃子的方子，这方子的使用要点我在《步入中医之门 1》中有详解，大家可以参考。

5 剂毕，其姑又带着她来复诊，言服方 5 剂，病情未见丝毫减轻。我心中就想，可能有些辨证要素未抓住，于是细细问来。最后，患者告诉我一个很重要的症状，一般情况下很少咳嗽，**但只要一吹风，就感到胸部很凉，接着就咳嗽**。长沙乃全国三大火城之一，6 月气温已高，空调已早早地开了，患者却不耐风袭。胸为肺之府，受风则感胸冷，其后就咳，说明外感风寒已伤肺阳，其咳乃肺气虚寒所致。于是予苓甘五味姜辛汤加减温肺散寒。

干姜 10g，细辛 3g，茯苓 15g，五味子 10g，前胡 10g，桔梗 10g。

开方 7 剂，服毕来电话说十愈其八，嘱其继进 5 剂，诸症皆失。

此案初诊无效，其原因乃问诊不够细致，未能把握咳嗽的诱因，进而导致对病机判断的失误。对于一些疑难病例，常常不是因为病情复杂，而是由于四诊不到位所致。此等病例，若初诊便能洞析诱发咳嗽的特点，何致方药失误？！

第10讲　诊病要有整体观，数病一方在病机

在和一些朋友的交往中，他们常常会问我，中西医最主要的差别在哪儿？我说，"西医治病"，西医学是治人的"病"的医学。举个例子，如果一个患者有冠心病，继发了心衰，那么他的治疗可能就是冠心病的用药再加上抗心衰的药物。冠心病常用的药物包括硝酸酯类、抗血小板聚积或抗凝药、ACEI、改善心肌代谢药、β阻滞剂等，一般四五种，若继发心衰又要加上正性肌力药、利尿剂、扩血管类药等，这样就一大把了。如果再有糖尿病，那就更多了。所以很多患者抱怨说，每天吃的药比吃的饭都要多。没办法，形象地说，西医学就是打靶医学，一个目标，一种武器，病多了，当然药就多了。呵呵！

中医呢，治生了病的"人"，这句话干中医的人尤其要记住，为什么？这句话体现了中医的整体观。中医在治病的时候，很多时候并不把人体的每一个病分开来考虑。因为人体在某一阶段出现的多个疾病，常常与这个阶段的人体功能失衡有关。比如说，一个妇女有痛经，也有乳腺小叶增生，同时还有失眠，这在西医来说，是三个病，但在中医来说，如果患者有经前乳胀、烦躁等症，就可以肝气郁结这一个病机解释，一首柴胡疏肝散加上养血安神药如合欢花、酸枣仁，软坚散结药荔枝核、橘核等，痛经、乳腺小叶增生、失眠就可用一张处方解决了。

下面我们看看以下两个病案。

病案 1　心衰—前列腺肥大（气喘—水肿—癃闭）

这患者是我学生的祖父，家住曹操败走的华容道。来我院就诊的目的

是要到外科做前列腺手术，为什么？由于患前列腺增生，反复发生小便不通，一共出现了 3 次，一次是去年的 6 月，病了 3 天后用中药得以缓解；一次是去年的 9 月，经治疗几日也缓解了；最近一次，癃闭发生了 2 个多月，2 个多月来，一直带着导尿管过日子，这日子可不爽，于是老人要求做前列腺手术以彻底解决问题。这学生是我校毕业的，而且我院的前列腺汽化术很有名气，所以就送到了我院外科。但到我院外科后，外科医生不仅拒绝为其手术，还拒绝收治入院，为什么？有冠心病，全心扩大，气促难以平卧，双下肺有成片的湿性啰音，双下肢中度水肿。进一步问诊，患者 2 个月来一直用地高辛（0.25mg，qd）、呋塞米（20mg，qd）、倍他乐克（25mg，bid）。显然患者有很重的心衰，但病情一直没改善。外科拒绝手术，怎么办？这学生便来找我了。看完病，我说先用中药吧，试试再说，做手术风险很大的。

这前列腺肥大导致的小便不通，不手术能解决吗？按照西医的治疗指南，中药是不是要另外开一个治疗冠心病、心衰的方子？

2008 年 4 月 28 日初诊。精神很差，呼吸气促，难以平卧，咳嗽白色泡沫痰，动则气短如脱，也就是上下气不相续接，心悸心慌，纳差，两下肢水肿，四肢不温。小便仍靠导尿管。舌质淡胖，边有齿痕，苔薄白，脉沉细无力。

检查：颈静脉充盈，双下肺有成片的湿性啰音，心率 53 次/分，腹部正常，双下肢凹陷性水肿。

拟定治疗方案如下，西药调整：地高辛（0.125mg，qd），呋塞米（20mg，qod），倍他乐克（6.25mg，bid）。

中药开方如下：

白参 10g，黄芪 30g，升麻 3g，柴胡 5g，桔梗 10g，制附子 6g（先煎），干姜 6g，炙甘草 10g，云茯苓 30g，白术 10g，桂枝 10g，细辛 3g，生姜

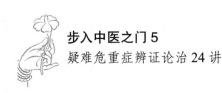

皮 6g。7 剂。

看了这个方子，大家便能看出主要由升陷汤、四逆汤、苓桂术甘汤加减而成。大家一看就明白，我是从两方面考虑这个患者的病机的，一是宗气虚（精神很差，呼吸气促，难以平卧，动则气短如脱，心悸）；二是肾阳虚（舌质淡胖，边有齿痕，苔薄白，脉沉细无力），不能化气行水，以致水饮内停（两下肢水肿，四肢不温），凌心射肺（咳嗽白色泡沫痰，心悸）。小便不通怎么解释呢？肾阳虚，不能温煦膀胱，气化无力，所以小便不通。其治疗一是要升举宗气，二是要温肾化气行水。

2008 年 5 月 5 日复诊。服前方 3 剂，就拔掉了导尿管，排尿很畅通。刻诊时精神好转，气短欲脱消失，下肢水肿尽消，纳食正常，偶咳痰少色白，舌质、舌苔无明显变化。脉较前明显有力。老人看完病问我是不是可以打会麻将了，呵呵，当然了，但不可过劳。

效不更方，守方再进 7 剂。

此患者现在依旧健在，通过一段时间的中药治疗，目前生活质量很好。

心衰、前列腺肥大，二病一方，就是按中医的整体辨证来组方的，诊治时并不把各个病分裂开来，而是把人看作一个整体，根据四诊合参，把握病机，从而做到一方二病兼治的目的。所以说中医是治生病的"人"的医学。

病案 2　冠心病—心衰—低蛋白血症—贫血—肾损害（喘—水肿—小便不利）

再说一个病例。这个患者是我省某疗养院的第一任院长，80 余岁，因冠心病、心衰入住自己的单位，经过一段时间的治疗，病情没有明显好转，医院连发了两次病危通知书，西医的治疗可能是到了"技穷"的时候了。

患者的女儿在省人事厅工作，与我院有很多工作上的联系，父亲病重，很焦急，向熟人打听是否有更好的诊疗办法？有人建议中西医结合治疗，并推荐了我院的名中医刘新祥教授，也就是我的硕导。于是电话联系，要求请刘教授私下会诊一下。时逢刘老身体不适，医院领导就把这难题交给了我。

进入病房，患者仰靠病床，胸闷气短，声低气怯，咳嗽咳白痰，面目浮肿，肢体水肿，下肢皮肤发亮，按之凹陷不起，纳差，脘腹胀满，小便量少，舌质淡嫩，苔薄白水滑，脉沉细无力。

既然医院未发会诊单，私下会诊，也就无医生陪同了。在护士站，简单地看了下患者的病历，血红蛋白 82g/L，血浆白蛋白 26g/L，肌酐234μmol/L，当然，其他还有很多不正常的指标。家属说的冠心病、心衰、贫血、肾损害，还有肺部感染都存在。我想作为治疗心衰的基石药利尿剂可能也发生抵抗了，不然患者怎么小便少，水肿如此严重呢？

家属问是不是找个医生问问用药，我说算了吧，都是三甲医院，西医治疗方案没多大出入，为什么？诊断很明确，西医有指南，都按指南治疗。

接下来，我就开出这么个方来：

白参 10g，生黄芪 30g，云茯苓 30g，薏苡仁 30g，砂仁 6g（后下），陈皮 10g，生姜皮 10g，大腹皮 10g，桂枝 5g，炙甘草 10g。

为什么这样开方？当然先要弄清病机。患者纳少，水肿，腹胀，小便少，舌质淡嫩，苔薄白水滑，脉沉细无力，一派脾气亏虚、水湿内停之象。脾虚聚水而生痰，脾为生痰之源，肺为贮痰之器，所以见咳嗽咳痰；"脾气一虚，肺气先绝"，故见气短，声低气怯。所以立法以健脾为前提，佐用理气、利水之品，方以白参、生黄芪、茯苓、薏苡仁健脾渗湿，水停则气滞，以砂仁、陈皮理气祛壅，佐生姜皮、大腹皮利水消肿，少用桂枝通阳化气，水乃阴邪，得温则化。

次日下午其女打来电话，说服上方后小便大增，水肿见消，而且有食欲了，主管医生对于患者一夜之间发生的变化甚感惊讶，后知服用了中药，便向家属索方，其女可能出于尊重，问我是否可以给。呵呵，中医药的疗效有时是出乎人的意料的，当然要辨证精确。

1 周后，患者在其女的陪同下来我院就诊，水肿消失几尽，纳食大增，已无明显的气短、腹胀感，咳嗽大为好转，可见心衰基本缓解。其女告知，出院时肾功能已恢复正常，血浆白蛋白也近 30g/L，只是贫血没太大变化。舌质淡，苔薄白。仍以健脾为大法，脾为后天之本，脾健则气血得生，五脏有润养之源，以参苓白术散加减：

白参 10g，生黄芪 30g，云茯苓 30g，薏苡仁 30g，砂仁 6g（后下），陈皮 10g，生姜皮 10g，大腹皮 10g，紫菀 10g，款冬花 10g，炙甘草 10g。10 剂。

方以参苓白术散健脾祛湿，培土生金，加紫菀、款冬花化痰止咳。

其后患者步入坦途，现在已经 1 年余，老人也常来我处复诊。

尽管此案患者西医的诊断有冠心病心衰、肾功能不全、低蛋白血症、肺部感染、贫血等一大堆，但中医的病机关键就一个——脾虚水停，所以组方极简，而疗效卓著。若被西医的一大堆诊断所左右，不从中医整体观念出发进行辨证，一病一症去思考，又怎么组方用药呢？

病案 3 腹泻—心胸如焚—心胸汗出

一女性患者，60 岁。她的先生曾在我这儿治病，喘息气促 3 个月，我并没有以平喘作为主要的治疗大法，而是以济川煎为主取效，为什么？就是患者的气促出现在便秘之后，大肠腑气不通，上迫于肺，肺与大肠相表里，药仅数剂，喘平，并且 3 个多月的习惯性便秘也得以很好地缓解。其妻多病，遂来我这儿就诊。

患者病情很复杂，大致上有这么几个病：2 型糖尿病，颈椎病，冠心病心绞痛，高血压，消化功能不良，腰椎骨质增生，严重失眠。入院时的症状也非常复杂，头晕，倦怠气短，胸中有如火焚，心胸汗出，齐颈而还，大便溏薄，日行 2～3 次，心悸，腰痛，纳差，夜寐不安（每日要吃 2 片安定，也就睡 2～3 个小时），舌质淡，苔白腻，脉沉细无力。

初学中医的人，面对这么多的西医诊断，这么多的复杂症状，可能常常不知所措，不知从哪儿入手，才能尽快获得疗效，确实很难把握要点。

对于病情复杂、症状繁多的情况，在临床上要学会进行症状分类，怎么分？把同一病机可以解释通的放在一起，然后再逐步进行思考，看各组症状中有什么病机联系。我们来看看这个患者如何诊治为好。

第一步：我们可以将该患者的所有症状大致分为三组：①头晕，倦怠气短，大便溏薄，日行 2～3 次，舌质淡，苔白腻，脉沉细无力。病位在脾，其病机可以用脾气亏虚解释。②心悸，夜寐不安（每日要吃 2 片安定，也就睡 2～3 个小时），心胸汗出，齐颈而还，胸中如焚，病位在心胸。③腰痛，这个症状很难归类，暂留置一边。

第二步：通过分类，我们可以看出，患者脾气亏虚的症状最多，脾气亏虚可能是病机的关键所在。接下来我们看看第二组的症状是否与第一组有密切关系，是否与脾气亏虚有联系。脾主升清，其所转输的水谷精微通过肺的输布，营养五脏六腑。患者久泻，脾不升清，心神失养，失眠就解释得通了。心胸汗出，齐颈而还，又怎么解释呢？汗出常常与卫气不能固表有关，营卫出中焦，脾虚则卫气生成不足，卫外不固，因此汗出。最难解释的是胸中烦热如焚，气虚发热是否可以表现为胸中热呢？《脾胃论》说："形气衰少，谷气不盛，上焦不行，下脘不通，胃气热，热气熏胸中，故为内热。"这段文字说的是什么？就是气虚不足，阴火内生，可致"热气熏胸中"，当然就可以出现胸中如焚的病症了。至此，除腰痛外所有的症状都用一个病机解释通了，其实腰痛就是患者腰椎骨质增生的症状，这个症状单靠服药很难一时缓解。

通过以上两步的分析，已经明确该患者尽管症状复杂，但关键病机实际上很单一，就是脾虚。因有虚热内生，所以就选用了补中益气汤加味。

白参 10g，黄芪 30g，升麻 3g，柴胡 5g，陈皮 6g，云茯苓 20g，谷芽、麦芽各 10g，当归 20g，白薇 10g，法半夏 10g，夏枯草 10g，浮小麦 10g，麻黄根 10g，炙甘草 10g。

方以补中益气汤，加谷芽、麦芽、云茯苓健脾祛湿，白薇退虚热，法半夏、夏枯草交通阴阳治失眠，浮小麦、麻黄根敛汗。

药效如何？只有最后的疗效才能定论辨证的准确性。5 剂完，腹泻止，大便正常，心胸焚热除，心胸汗出大减，失眠明显改善，每晚可睡 6 个小时，人的精神状况大为改观，可以说是药中病机了。

第11讲 圆机活法说变通，辨证施治系精髓

干好中医临床的一个要点就是要善于变通，不要刻守一些成法而不敢超越。由于当今生活条件、饮食结构、生活环境的变化，更由于西药对疾病演变规律的干扰，很多疾病的中医病机已不能仅从传统观点去认识。

比如说2型糖尿病，中医认为其病机在于阴虚火旺，但由于降糖药的使用，就笔者所见，临床却以湿热中阻者为多。一些细菌感染性疾病，由于大量抗生素的使用，到中医就诊时，实热者已很少见到，而虚寒者反而不少。然而，不管疾病怎么变化，其临床表现都能在中医证候谱中找到。但这就对当今中医提出了更高的要求，不仅要学好经典的中医诊治技法，更重要的是要在临床中善于变通。清·俞震说得好，"盖以法也者，不过梓匠轮舆之规矩，病不依规矩以为患，医第循规矩以为治，常者生焉，变者死焉，转恨医之法未备也。不知法岂能备，要在乎用法之巧耳。闻之名医能审一病之变与数病之变，而曲折以赴之。操纵于规矩之中，神明于规矩之外，靡不随手而应，始信法有尽而用法者之巧无尽也。"

病案 1 肺痨久咳胸痛

这是一位来自湖南省辰溪县的女性患者，中南工业大学一位离休教师的外甥女。那位教师因肿瘤化疗后在我处行中医调理，效果不错，所以就介绍患者到我这儿就诊。

患者40岁，1年前出现咳嗽，胸痛，在当地人民医院检查确诊为3型肺结核，一直很规范地使用异烟肼、利福平、吡嗪酰胺抗结核治疗。两周前复查胸片提示部分病灶纤维化。但患者诉这一年来咳嗽、胸痛一直没能

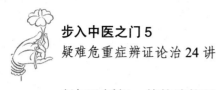

很好地缓解，曾静脉使用"抗炎药"一个多月，其后连续服用 4 个月的中药也无好转。

就诊的时候，通过问诊发现，患者咳嗽，一直咳白色的泡沫痰，量多，每咳胸痛，深吸气也胸痛难忍，双下肢不温，气短乏力。视诊面色晦暗，舌质淡胖，边有齿痕，苔白腻。听诊左下肺有大量湿性啰音。其临床表现已和传统的肺痨描述有很大的差异，肺痨在中医中的传统描述是以咳嗽、咳血、盗汗、潮热、消瘦为主症，其病机以阴虚火旺为关键，尽管也可出现阴阳两虚的局面，但多到了行将就木的时候。此患者咳白色泡沫痰，量多，胸痛，双下肢不温，气短乏力，面色晦暗，舌质淡胖，边有齿痕，苔白腻，根据辨证当为寒饮伏肺，痰阻胸络。根据中医方药对证的原则，应当温阳化饮，通络止痛。而其所用之方当以苓桂术甘汤、苓甘五味姜辛汤为基础方，这些方是《中医内科学》肺痨章节中没介绍的。有是证，用是方，用方如下：

生黄芪 30g，云茯苓 20g，干姜 6g，细辛 3g，五味子 10g，桂枝 10g，白术 10g，桔梗 10g，旋覆花 10g，茜草 10g，鹿角霜 15g，炙甘草 10g。7 剂。

当时坐在一边的学生就指出，老师，您的方开错了。我问为什么，他说肺痨的病机是阴虚燥热，您怎么能开个辛温的方子呢？学生为什么有此问，那就是教材告诉她肺痨的病机关键是阴虚火旺，未上临床，不知变通。

7 剂毕，患者复诊，咳减十之七八，痰很少，左下肺的湿性啰音消失，胸痛明显缓解。效不更方，遂以上方带药 10 剂。

这方子很简单，就是苓甘五味姜辛汤合苓桂术甘汤温化痰饮，合用肝着汤加鹿角霜辛润通络，加黄芪补肺气，佐桔梗以排痰。

"变通"二字最为重要，当今西药的使用、生活条件的改善常常使很多病的病机演变已与教材所说的相去甚远，但千变万变，你只要掌握好证候谱，就能把握病机，有是证，用是药，取效自在预料之中。

病案2 肺痨发热

接下来我们再说一个肺痨的患者。这患者发热2个月，按中医的理论，肺痨基本病机系阴虚燥热，治当滋阴清热，然而通过辨证，却采用益气温阳治法，希望读后对大家有所裨益。

患者是一位清华大学的老毕业生，男性，70岁。老人患空洞型肺结核年余，2个月前病情加重，在株洲市某医院住院诊治，医院给予了正规的抗结核治疗，同时联用左氧氟沙星抗感染。干临床的人都知道，左氧氟沙星胃肠道反应很重，很快啊，患者出现了很重的胃肠道症状，厌食。老人很固执，就开始抵触西医治疗，要求离开医院。没有办法，家属只好做老人的工作，改用中医药治疗。

2008年6月13日初诊。患者被推入诊室，形体消瘦，侧卧位，静卧不烦，气短，声低不能续，咳吐灰色稠痰，不思饮食，双下肢水肿，压之凹陷不起，四肢扪之冰冷如铁。诉2个月来每日上午发热，体温波动在38℃左右。舌质淡嫩，苔薄白，脉沉细无力。复印的化验单显示低蛋白血症、中度贫血。先予甘温除热法，补中益气汤加减：

生黄芪50g，白参10g，升麻3g，柴胡5g，当归15g，陈皮10g，白术10g，大腹皮10g，生姜皮6g，茯苓30g，桑白皮10g，地骨皮10g，制附子3g，芦根20g，前胡10g，桔梗10g。5剂。

患者病症较为复杂，当抓其主要矛盾。发热持久不退，兼见形体消瘦，气短声低不能续，不思饮食，脉沉细无力，可以断定气虚发热。脾气亏虚，水湿内阻，故见下肢水肿。久病气虚渐至阳虚，故见四肢扪之冰冷如铁，治当甘温除热。方以补中益气汤甘温补中，桑白皮、地骨皮、芦根甘寒清其火。佐用生姜皮、大腹皮利水；少量附子温其阳；前胡、桔梗，一升一降，宣肺降气，化痰止咳。正合"惟当以辛甘温之剂补其中升其阳，甘寒以泻其火则愈"之旨。

此段治疗，初学中医者最易犯三种错误：一是墨守成规，限于肺痨阴虚火旺为其病机要点，久热不退，不加辨证，即以青蒿鳖甲汤或清骨散加减；二是西医思维，见有咳痰，即言有肺部感染，就用清解肺热药，而犯"虚虚实实"之戒；三是见有阳虚证，就以大剂辛温之品温阳，尤其是当今"火神派"粉丝，不知此患者久病形体枯槁，精血已损，大剂辛温必伤已损之阴血，全然不明白使用小剂附子"少火生气"之理。

2008年6月22日二诊。诉服上方2剂热退，5剂水肿尽消，因为有效，服完又自购5剂。现症见咳痰明显好转，仍纳食极少，神疲气短，视之大肉尽脱（前有水肿，并不明显，水去则似皮包骨），舌质淡，干而少津，苔薄白，脉细数。急急救其胃气。

生黄芪50g，白参10g，白扁豆10g，白术10g，石莲子10g，芡实10g，云茯苓10g，川石斛10g，制附子3g，地骨皮10g，桑白皮10g，桔梗10g，炙甘草10g。5剂。

此段治疗把扶脾开胃放在第一位，尽管有大肉尽脱之症，不以补益气血为大法。**盖脾胃不健，谷不得入，精血无以化生，故健脾益胃为当务之急，待脾胃健，方可以血肉有情之品大补精血。此治病当分层次尔。**

2008年6月27日再诊。患者胃纳大增，遂改十全大补加紫河车、黄精补益气血进一步治疗。

另外要说明的一点，患者在服用中药期间，西医抗结核治疗仍在进行，中西医各有所长，取长补短，各尽其功。

此类发热患者，若墨守常规，不予变通，不加辨证径予滋阴清热，必无寸功！

病案3 广泛性脑组织挫裂伤

接下来说一个变法治疗的危重案例。这个患者是我们大学护理学院某领导的亲哥哥，42 岁，湘潭市人。2009 年底骑摩托车与汽车相撞，造成了广泛性脑组织挫裂伤，做了开颅手术，并把右侧大脑的颞叶组织挖除了一块。由于快过年了，出手术室的第六天，家属要求将患者转回当地医院治疗。回家前，这位领导就到我们医院找中医介入治疗，希望中西医结合能使患者得到最大限度的恢复，有人就推荐了我。其后，我便随这位领导进了湘雅医院的外科病房。

患者正在输液，简单地看了下输液卡，大致上也就是一些脱水剂、抗生素等。患者形体壮实，靠卧在床上，神志欠清，躁动不安，头部缠着纱布，面部眼部以下部位面目全非，满脸瘀斑。问其家属，诉大小便尚可，不发热，喂之可进流质饮食，无汗，与患者对答不切题。视之舌苔白腻，舌体胖大，舌上无任何瘀斑，舌下络脉未见迂曲，脉滑有力。

看完患者，我起手开了一个化痰的方。处方如下：

竹茹 10g，枳实 10g，陈皮 10g，法半夏 10g，茯苓 30g，炙甘草 10g，石菖蒲 10g，郁金 10g，丹参 20g，田三七粉 5g（吞服）。

当时，这位领导看完我的处方，提出了两个疑问，第一个，患者系外伤所致，而且面部有大量的瘀斑，为何以化痰开窍为主，而把化瘀放在次要位置？我当时告之，患者虽系外伤，且有瘀斑，化瘀不可少，然其舌质淡胖，舌苔白腻，舌体胖大，舌上无任何瘀斑，舌下络脉未见迂曲，脉滑有力，根据中医“辨证施治”“审证求因”的原则来看，病机关键系痰蒙清窍，所以以化痰醒神为主法。

问的第二个问题是，脑组织被挖出一块，应当补肾，肾主骨主髓通于脑，现代的科学研究证明，益肾药可以促进脑细胞的修复。呵呵，这是现代中医普遍存在的问题，以西释中。在中医辨证施治中，若将西医的理论掺和进来，即使辨证正确，也常常导致用药的偏误，因为中药的使用依据只能根据中医药的理论来，现代研究并不能真正清楚地阐释中药复方（每

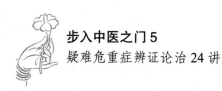
一味药都是多成分的）的作用机制。很遗憾的是，当今我们很多中医继承者，包括在临床工作多年的高年资、高职称的中医师，用药记不住中药的性味归经、功效主治，倒是对某药的现代研究成果弄得很清楚，于是开方的时候全是照西医的套路来组方。此是闲话。

方以温胆汤加石菖蒲、郁金化痰开窍，丹参、田三七化瘀止血，离经之血便是瘀，无论是外伤，还是手术，必有离经之血。

15 剂药后，大概是春节后初十左右，再次应邀为其会诊，视其西医用药，系中药的活血化瘀注射剂、西药的营养神经剂等。患者神志已转清，面部瘀斑尽消，声音洪亮，不停地说话，且笑个不停。问其饮食、二便，家属说都好。但存在一个很大的问题，就是认知功能障碍，比如把儿子叫老子，把爱人叫妈妈，脑颞叶组织缺损的症状尤为突出。视其舌质淡胖，苔白腻，诊其脉滑有力。中医辨证仍属痰迷心窍，而无典型的瘀血征象。组方仍以化痰开窍为主。

竹茹 10g，枳实 10g，陈皮 10g，法半夏 10g，茯神 30g，炙甘草 10g，石菖蒲 10g，郁金 10g，胆南星 10g，远志 10g，丹参 20g，田三七粉 5g（吞服）。

方以温胆汤加石菖蒲、郁金化痰开窍，胆南星、远志化痰通心窍，丹参、田三七化瘀通络。

一个半月以后，患者在其子的陪同下来我院就诊，患者神志清楚，已无明显认知功能障碍，回答问题切题，言语清晰，只是多笑，二便、饮食均可，舌质淡红，苔白腻。仍守前法，佐入益肾补髓之品。

竹茹 10g，枳实 10g，陈皮 10g，法半夏 10g，茯神 30g，炙甘草 10g，补骨脂 10g，骨碎补 10g，丹参 20g，田三七粉 5g（吞服）。

其后服上方月余，再诊时，患者单独来我院，一般情况均可，只诉左下肢有时感到麻木，予黄芪桂枝五物汤加减治之。至 6 月再诊，患者告之已完全恢复工作，且可驾车。

此案诊治突破了外伤从瘀治的传统观点，依旧根据中医辨证施治的法则，以化痰通络法获得了满意的临床疗效。可见中医理论是经得起临床验证的。中医治疗更应讲究灵活性。

第12讲　头痛尤应分经络，寒热虚实辨清楚

李东垣有关头部引经药的经验，一直为临床所用。他说："头痛须用川芎，如不愈加各引经药，太阳羌活，阳明白芷，少阳柴胡，太阴苍术，厥阴吴茱萸，少阴细辛。"特别是川芎善行血中之风，祛血中之风，上达巅顶，下行血海，走而不守，并能散少阳之风，内行肝胆，外散风邪，辛香走窜，为治疗头痛的要药。笔者在临床广泛应用川芎治疗血管神经性头痛，取得较好的疗效。个人经验是川芎用量必大，大则效优，常用至20～30g。

"如不愈，加各引经药"提示分经辨证在临床上的重要性。分经只是脏腑定位，仍需结合八纲加以辨证，方能准确把握病机。

病案1　经行头痛

李某，女，35岁，我院护士。

2011年3月20日初诊。反复发作头痛10余年，头痛均在经前两天开始，经行前乳胀，烦躁，舌质红，苔薄黄，脉弦。

柴胡10g，生白芍30g，黄芩10g，赭石30g（先煎），天麻10g，川芎30g，蔓荆子10g，香附10g，当归15g，炙甘草10g。

经前一周服用7剂，服药当月，经行头痛未再发，后又于经前按上法服药两个月经周期，其病即愈。

每逢经期或经行前后出现头痛，经净后头痛消失称为经行头痛。头痛严重者伴恶心呕吐等不适。以育龄期妇女多见，亦可见于更年期尚未绝经者。本病中医治疗效果较好。

本病临床颇为常见，常见的有肝阳上亢型、阴虚肝旺型、气血虚弱型、痰瘀阻络型等。对于年轻患者，我在临床体会，以实证为多见，常表现为肝气郁滞、肝火上炎的复合型。肝郁则气血不畅，以经行前乳胀、小腹痛、经行有瘀块等为见症；气滞郁而化火，以致肝火上炎而出现头痛、目赤、口苦、舌质红、苔薄黄。故治疗当疏肝理气祛瘀，同时当佐以清肝、镇肝。柴胡、香附、川芎、当归理气活血，生白芍柔肝，黄芩、赭石潜清肝火，天麻、蔓荆子息风止痛，炙甘草调和诸药。中医认为久痛属瘀，凡头痛病程长者存在不同程度的瘀血入络症状，如头痛如锥刺状，或头部阵发性胀痛如撕裂状，此时应用搜风剔络、化瘀止痛的虫类药如蜈蚣、全蝎、白僵蚕等方能止痛，但虚证头痛者不宜使用。

病案 2　巅顶痛

田某，男，40 岁。

2009 年 11 月 13 日初诊。头痛，以头顶痛尤甚 4 个月，曾在西医院住院 20 余天，使用西比林（氟桂利嗪）、头痛粉（阿咖酚散）及静脉输液用药，未见明显效果。症见：全身肌肉痛，畏寒，四肢不温，喜热饮，大便正常，小便量多，舌质淡红，苔根白厚，脉沉细无力。

制附子 10g（先煎），细辛 3g，羌活、独活各 10g，干姜 10g，吴茱萸 3g，川芎 20g，全蝎 3g（研末冲服），蜈蚣 1 条（研末冲服），生白芍 30g，炙甘草 10g，生黄芪 30g，防风 10g。5 剂。

2009 年 11 月 18 日复诊。自述病去十之八九，要求调方。守上方 5 剂。

头顶部疼痛亦当从经络辨证论治，分布于头顶部的主要经脉有三条，即足太阳膀胱经："上额，交巅……从巅入络脑，还出别下项"；足厥阴肝经："上出额，与督脉会于巅"；还有就是督脉，"上额，循巅，下项中，循脊入骶。"

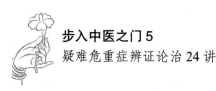

寒客太阳，太阳经气不利，可出现头顶痛。太阳主表，为一身之藩篱，故其病多有太阳表证，《伤寒论》说："太阳之为病，脉浮，头项强痛而恶寒。"太阳头痛常有恶寒发热，常伴有颈项僵痛不舒，脉浮，其治当发汗解表，或调和营卫，或以麻黄汤，或以桂枝汤，当随证施治。颈项不舒者加葛根，头顶痛者加藁本。张洁古说："巅顶痛，非藁本不能除，此足太阳本经药也。"太阳头痛一般起病急，病程短，这是其特点。

寒客足厥阴肝经的头顶疼痛，《伤寒论》里也有经典用方——吴茱萸汤，"干呕，吐涎沫，头痛者，吴茱萸汤主之。"由此我们可以知道，寒凝肝经出现的头顶疼痛，多伴有干呕，吐涎沫，其头顶痛的特点是冷痛。除寒凝肝脉外，肝火上炎、肝阳上亢、风夹肝火上扰均可出现头顶疼痛，其治疗可根据辨证，随证施以龙胆泻肝汤、清肝散、天麻钩藤饮等。

督脉阳气不足者，不能温煦经脉，亦可致头痛连及后项，盖足太阳与督脉、厥阴肝经会于巅，且督脉循于脊里上行，经脑后风府进入脑内。督脉总督诸阳，统摄全身阳气，调节诸阳经气血。督脉别走太阳，沟通项背贯脊膂，能充养足太阳之阳，而为护外之屏障。故吴鞠通说："督脉总督诸阳，为卫气之根本。"因此，督脉亏虚，不能濡养，或督脉阳亏，不能温煦，均可出现头痛、后项痛等症。《脉经》说："督脉者，阳脉之海也。"在临床上以督脉虚寒证尤为多见。

本案特点是头顶痛，伴随畏寒，四肢不温，喜热饮，小便量多，脉沉细无力，可断定为肾督脉阳气不足，而周身疼痛，兼苔根白厚，提示可能夹有湿邪。故方以制附子、细辛、干姜温散督脉寒邪；羌活、独活祛太阳寒湿，胜湿止痛；川芎、全蝎、蜈蚣通络止痛；芍药甘草汤缓急止痛；黄芪、防风固护卫阳。

病案3 巅顶痛20余年

余某，男，48岁，长沙市人。

2016年10月15日初诊。头痛20余年，曾在长沙湘雅等大医院多次检查，均未发现器质性病变。头痛部位以巅顶为主，畏风，感风则发，发则欲呕，发作频繁，每日需服头痛粉 8～10 包，易疲乏，口苦，大便时干，舌质淡红，苔黄腻，脉沉细。西医诊断为血管神经性头痛。证属寒凝肝脉，治宜暖肝散寒，方以吴茱萸汤三虫散加减：

吴茱萸 6g，藁本 10g，白芷 10g，柴胡 10g，黄芩 10g，白芍 30g，川芎 30g，白僵蚕 10g，蜈蚣 1 条（研末吞服），全蝎 5g（研末吞服），生姜 3 片，大枣 10 枚。7 剂。

辨证思路：张仲景在《伤寒论》中将头痛按六经分治，有太阳头痛、阳明头痛、少阳头痛、厥阴头痛等。患者头痛具体部位在巅顶，而可达巅顶的经脉只有三条：其一为足太阳膀胱经。《灵枢·经脉》云："膀胱足太阳之脉，起于目内眦，上额，交巅，从巅入络脑，还出别下项……"从原文可知，太阳头痛除巅顶外，还可有脑后疼痛。《伤寒论》云："太阳之为病，脉浮，头项强痛而恶寒。"太阳为六经藩篱，主一身之表，故头痛常伴有恶寒发热等表证。其二当为督脉。《素问·骨空论》云："督脉者……贯脊属肾……上额交巅，上入络脑……"督脉为阳脉之海，总督一身之阳，故督脉头痛常伴怕冷、四肢不温等阳虚症状。其三是足厥阴肝经。《灵枢·经脉》云："肝足厥阴之脉……夹胃……循喉咙之后……连目系，上出额，与督脉会于巅。"《伤寒论》中列举了治疗厥阴头痛的方药，"干呕，吐涎沫，头痛者，吴茱萸汤主之。"可知厥阴头痛常伴有干呕、吐涎沫。

观其症状，患者头痛发作时伴有欲呕感，畏风，感风则发，由此可见，当为厥阴头痛。证属寒邪侵袭，凝滞肝脉，阴寒之邪循经上逆，而发巅顶头痛。厥阴肝经夹胃上行，肝寒横逆犯胃，胃失和降故欲呕；寒袭肝经，阳气被遏，脏腑功能衰退，故出现疲乏；阴寒凝滞，冷积内结，腑气不通，故见大便时干。治以仲景之吴茱萸汤加减，方中吴茱萸辛苦性热，上可温胃散寒，下可温暖肝肾，又能降逆止呕；辛温之生姜能散寒止呕，乃呕家之圣药。两者配伍，温降并行，《医方论》云："吴茱萸辛烈善降，得姜之温通，用以破除阴气有余矣。"甘平之大枣，与吴茱萸、生姜合用，使清阳得升，浊阴得降。"巅顶痛，非藁本不能除。"用藁本辛温，入厥阴肝经而散寒止痛。患者病程长，寒凝日久必血行不畅，丹溪说："头痛必用川芎"，可见该药为治疗头痛必用之品，故重用之以行气活血止痛。叶天士说："初病气结在经，久病血伤入络。"用虫类药蜈蚣、全蝎、僵蚕搜风剔络，化瘀止痛。黄芩合柴胡取小柴胡汤之意，症见口苦，乃小柴胡汤七大主症之一，是谓"有柴胡证，但见一证便是，不必悉具"。

2016 年 10 月 25 日复诊。头痛缓解，天气不冷则不发作，脱肛，便秘，舌质淡红，苔薄白，脉沉细。

上方加白参 10g，防风 10g，制附子 10g（先煎），锁阳 20g。14 剂。

辨证思路：患者症状缓解，效不更方，继用前方。脱肛，气虚不能升举，加用甘温之白参，温中补虚；"高巅之上，惟风可到"，加用防风引诸药达病所；加附子增强温阳散寒之力；锁阳甘温，用之以润肠通便。

病案 4 偏头痛

张某，男，40 岁。

2011 年 1 月 19 日初诊。左半侧头痛 3 天，伴局部红肿灼热，左眼肿胀，口干，大便秘结，舌质红，苔黄，脉沉细。耳部淋巴结肿大。头部 CT 检查阴性。

龙胆草 10g，黄芩 10g，生栀子 15g，白芍 30g，柴胡 10g，生地黄 30g，金银花 15g，连翘 15g，大青叶 10g，蔓荆子 10g，车前子 10g，当归 10g，牡丹皮 10g，薄荷 10g。

2011 年 1 月 24 日二诊。诉服 2 剂后大效，药毕诸症皆失，嘱不再服药以观察。

辨证思路：本案为急性起病，左半侧头痛、红肿，左眼肿胀，耳部淋巴结肿大，当为急性感染性疾病。手、足少阳经分布于头侧，肝开窍于目，其病位在肝胆，口干，大便秘结，舌质红苔黄，为热毒内盛，故断为肝胆火毒循经上攻面部，治以清泻肝胆实火，兼清热毒。方以龙胆泻肝汤清泻肝胆实火，佐入金银花、连翘、大青叶增强清热解毒之力，用蔓荆子、薄荷轻清之品，一引药走面部，二清面部风火，伍牡丹皮凉血清热，三可直接治头痛。

外科急性感染性疾病，临床一般多用五味消毒饮、仙方活命饮等清热解毒，但临床每多有不效者，非辨证不准，而是用药未考虑走经。在《步入中医之门 1》中，我曾讲到过一个病例。某患，60 余岁，患糖尿病多年，3 个月前患对口疽，也就是项后毛际处患蜂窝织炎，经西医抗炎治疗未能控制，溃后疮口不敛，有少量干燥脓性分泌物，疮口干红，疼痛难忍，舌红少苔，脉数。首诊，老师要我开方，上课时老师说过清热解毒药有良好的抗炎作用，遂予五味消毒饮加减，服方 10 剂，患者症状未见明显好转。二诊，老师予知柏地黄汤，服方 7 剂，疮口红活，有收敛之象；服方 20 余剂，疮口得平。

按大家的想象，清热解毒的力量应该是五味消毒饮比知柏地黄汤强，但为什么后者效果较前者好？糖尿病患者并发感染，西药抗炎效果不好，这是众所周知的事。糖尿病属中医消渴的范畴，其病机特点是阴虚火旺。足少阴肾经"贯脊属肾"，足少阴肾经与足太阳膀胱经相表里，足太阳膀胱经"还出别下项……夹脊抵腰中"。患者肾经阴火沿肾经与足太阳膀胱经上冲，客于项部，损肌化腐为脓，发为对口疽。其病机属虚火，五味消毒饮是针对实火来的，故使用五味消毒饮效果不好；知柏地黄汤则是针对肾经虚火，滋阴降火，故取得佳效也在情理之中了。

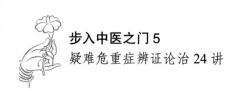

　　经络辨证不仅在内科疾病中有着十分重要的地位，对外科的辨证用药也有着很好的指导作用。陈士铎《洞天奥旨·疮疡经络论》十分强调疮疡病的经络辨证，认为人体"内有经络，外有部位，部位者，经络之外应也"，"五脏七腑各有经络，脏腑之气血不行，则脏腑之经络即闭塞不通，而外之皮肉即生疮疡矣。"临床可根据疮疡所发部位与经络循行分布相结合，进行脏腑定位，确立治疗大法。他说："如疮疡生于头顶，即属足太阳经之病，盖头顶乃膀胱之部位也。生于面，即属足阳明经之病，面乃胃之部位也。生于颈项，即属足厥阴经之病，盖颈项乃肝之部位也。生于肋，即属足少阳之病，盖肋乃胆之部位也。生于手足心，即属手少阴经之病，盖手足心乃心之部位也。生于背，为诸阳。生于腹，为诸阴。臂膊即手之三阴三阳经之所行，股胫即足之三阴三阳经所属。"临证强调据经选方用药，"虽疮疡因气血之凝滞而生，原无定位，然凝滞于何经，即生于何经之部位，安可不即治于是经乎？"

　　陈士铎治疮疡，提倡"去火毒，补气血"之说，其云："疮疡之生，不在一处，若不分别经络，则五脏七腑何以清，头面手足何以辨……虽金银花、蒲公英之类，皆可散消火毒，然无佐使之药，引之以达于患处，亦不能随经而入之……"盖陈氏认为疮疡之治，去火毒、补气血第一，分经用药次之，分经用药之意图亦在去火毒、补气血，观其用药组方，多处渗透这种思想。

病案 5　顽固性头痛

　　这是个门诊病例，女，30 岁，益阳市人。其母因"结肠癌术后"在我处诊治很久，疗效很好。2008 年 5 月 10 日陪其母复诊，说其病头痛反复发作 10 余年，每发以疲劳、受寒为诱因，由于工作忙，近年几乎每隔两三天就发，头痛难忍，纳可，寐欠佳。问其月经，每来经前小腹胀，经少期短，有瘀块。舌质淡红，苔薄白，脉沉细无力。断为气虚血瘀，方以补中益气汤加减。

白参 10g，生黄芪 30g，升麻 3g，柴胡 5g，白术 10g，当归 15g，陈皮 6g，丹参 20g，川芎 30g，蔓荆子 10g，藁本 5g，全蝎 3g（研末吞服），蜈蚣 1 条（研末吞服）。5 剂。

方以补中益气汤益气升阳，**丹参、川芎活血通脉止痛，但应注意此二味治疗顽固性头痛，剂量要大。**蔓荆子、藁本祛风散寒止痛，久病入络，故以虫类之品全蝎、蜈蚣剔痰祛瘀止痛。

2009 年 7 月 13 日又陪其母来诊，诉服上方后头痛十愈七八，很少发作，发作也极轻，且时间很短，又持前方自购 5 剂，近月几乎不再发作。要求更方，再巩固。问其月经，经期基本正常，但量仍少，经前腹胀，乳不胀，舌质淡红，苔白，脉沉细。更方如下：

白参 10g，生黄芪 30g，当归 15g，丹参 20g，川芎 10g，全蝎 3g（研末吞服），蜈蚣 1 条（研末吞服），香附 6g，炮姜 3g，炙甘草 10g。5 剂。

头痛首当辨外感内伤，继辨经络，则其治当无出左右。气虚头痛，乃气虚清阳不升所致头痛。内伤头痛，一是气血阴阳不足，经脉失养；二是不通则痛，凡气血郁滞，阻塞脉络，或久病入络，痰瘀内停，致经脉壅滞不通，亦可引起头痛。气虚头痛以头中空痛、遇劳则甚为其辨证要点，兼见神疲乏力，饮食无味，脉弱或大而无力。此患者每发以疲劳、受寒为诱因，由于工作忙，近年几乎每隔两三天就发，舌质淡红，苔薄白，脉沉细无力，当属气阳亏虚无疑。血为气之母，气为血之帅，由于气亏不能行血，以致冲任血脉不畅，故见痛经。有关气虚头痛的常用方，可以补中益气汤和升阳益气汤等加减治疗。

下案亦用补气法治疗，但其头痛部位有明显特征，表现为前额痛。

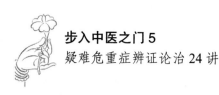

病案 5　前额痛

杨某，女，53 岁。

2011 年 9 月 20 日初诊。诉前额痛月余，感头中空，伴口干，舌质淡红，苔薄黄，脉细。

生黄芪 30g，白参 10g，升麻 3g，柴胡 5g，蔓荆子 10g，白芷 10g，白术 10g，陈皮 10g，泽泻 10g，黄柏 10g。7 剂病瘥。

足阳明胃经"循发际，至额颅"，所以有前额头痛从阳明治之说。众所周知，阳明经头痛的引经药为白芷。然阳明经头痛也有虚实寒热之分。

《证治准绳》说："足阳明头痛，身热目疼鼻干，恶寒发热，脉浮缓而长，升麻汤（升麻、葛根），或石膏、白芷为主。"说的是阳明经表证的治疗方法，很多人可能难以理解阳明亦有表证，阳明经脉循于头面胸腹，"起于鼻之交頞中……下循鼻外……循发际，至额颅"，所以阳明经受邪，可表现为额头疼痛、目痛、鼻干、满面通红等阳明经气不利的证候。《医宗金鉴·伤寒心法要诀》将其归纳为"葛根浮长表阳明，缘缘面赤额头疼，发热恶寒而无汗，目痛鼻干卧不宁"。若系风热夹痰上壅，头痛眩晕，眉棱骨痛，可选用《兰室秘藏》的选奇汤（炙甘草、羌活、防风、酒黄芩）。

若阳明气虚，经脉失养，或脾胃气陷，清气不能上升以涵养经脉，亦可出现前额头痛，总宜补益脾胃以升阳，稍佐祛风止痛。本案患者前额空痛，舌质淡红，脉细，当为脾胃阳气不升；口干，苔薄黄，兼夹热象，以补中益气汤升脾胃之阳，加泽泻、黄柏清热，佐蔓荆子、白芷祛风止痛。

病案 7　顽固性偏头痛

李某，男，43 岁。

2011 年 3 月 13 日初诊。头痛反复发作 3 年，尤以两侧头痛为甚，近又发作，服中西药数日不得缓解，烦则加剧，郁则诱发，舌质淡红，苔薄白，脉弦细。

川芎 30g，柴胡 10g，生白芍 30g，当归 15g，白术 10g，生地黄 20g，全蝎 3g（研末吞服），蜈蚣 1 条（研末吞服），白僵蚕 10g，天麻 10g，炙甘草 10g。7 剂。

2011 年 4 月 6 日二诊。电话告知，服上方 3 剂头痛即止，问需如何用药？效不更方，再进 7 剂。后随访，一直未再发作。

《灵枢·经脉》云："胆足少阳之脉，起于目锐眦，上抵头角，下耳后，循颈，行手少阳之前，至肩上，却交出手少阳之后，入缺盆。其支者：从耳后入耳中，出走耳前，至目锐眦后。其支者：别锐眦，下大迎，合于手少阳，抵于䪼，下加颊车……"头侧几乎为少阳胆经所覆盖，因此，对偏头痛患者，每每从胆经入手进行辨证选方。本案头痛 3 年，烦则加剧，郁则诱发，肝胆之气不舒显矣。盖肝胆相表里，故治以疏肝解郁，活血止痛。方以柴胡疏肝胆，川芎行血中之气，活血止痛。肝为刚脏，体阴用阳，性喜柔，故以白芍、当归、生地黄养阴柔肝，佐天麻平肝息风。叶天士说："初病气结在经，久病血伤入络"，故以全蝎、蜈蚣、白僵蚕虫类药走窜通络以止痛。

病案 8　偏头痛

周某，女，30 岁。

诉 4 年来受尽了头痛之苦，一直西医治疗，但病情不能控制，说发作就发作，近段时间每日必发作，痛苦不堪。后经我的一治验患者介绍来就诊。

2012 年 5 月 3 日初诊。右侧偏头痛反复发作 4 年，每痛有抽掣感，纳可，寐安，二便可，舌质淡红，苔薄黄，脉沉细弦。

柴胡 10g，黄芩 10g，白芍 30g，川芎 25g，白菊花 10g，赭石 30g（先煎），生地黄 10g，蔓荆子 10g，白芷 6g，炙甘草 10g。7 剂。

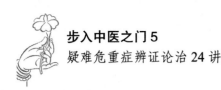

此类患者，除了偏头痛之外，似乎无证可辨，其实不然，我在《分部经络辨证理论与实践》一书中说过，凡病位固定者，必先从经络辨证入手，断定其病位在何脏何经。从上例病案病机分析中，我们可以看出，偏头痛多与少阳经气不利有关。其发病或为肝胆经风火，或为肝胆之火上炎，或为痰瘀阻于少阳脉络，其治多不离乎少阳。

此案偏头痛，其舌苔薄黄，脉弦。苔黄主热，脉弦病在肝胆，可考虑为肝胆经之风火，导致经气不利而发病。故方以黄芩苦寒清少阳之热，合柴胡疏肝，盖肝以伸为用。川芎行血中之气以止痛，高巅之上，惟风可到，故以蔓荆子、白芷祛风以止痛。肝体阴用阳，故佐以白菊花、生地黄养阴柔肝。肝气宜伸不宜逆，故以赭石性寒质重，凉肝潜镇以降逆。痛则抽掣，故伍以芍药甘草汤缓急舒筋。

2012 年 5 月 14 日二诊。头痛除，舌质淡红，苔薄白。肝火已清，上方去黄芩，再进 7 剂以巩固。

对于偏头痛，其实古方散偏汤具有较好的疗效。我在临证时每以此方加减治疗偏头痛，屡获佳效。散偏汤出自陈士铎《辨证录》，由"白芍五钱，川芎一两，郁李仁一钱，柴胡一钱，白芥子三钱，香附二钱，甘草一钱，白芷五分"组成，陈士铎指出："毋论左右头疼，一剂即止痛，不必多服。夫川芎止头痛者也，然而川芎不单止头痛，同白芍用之，尤能平肝之气，以生肝之血，肝之血生而胆汁亦生，无干燥之苦，而后郁李仁、白芷用之，自能上助川芎以散头风矣。况又益之柴胡、香附以开郁，白芥子以消痰，甘草以调和其滞气，则肝胆尽舒而风于何藏？故头痛顿除也。惟是一二剂之后不可多用者，头痛既久，不独肝胆血虚，而五脏六腑之阴阳尽虚也。若单治胆肝以舒郁，未免销铄真阴，风虽出于骨髓之外，未必不因劳因感而风又入于骨髓之中。故以前方奏功之后，必须改用补气补血之剂，如八珍汤者治之，以为善后之策也。"可见，陈士铎重视"郁气不宣"在偏头痛发病中的重要作用，治疗时也主张"解其肝胆之郁气"，肝胆郁气得以舒展，则风邪无处可藏。

该方具有疏肝解郁、活血止痛之效。主治郁气不宣，又加风邪袭于少阳经，遂致半边头风，或痛在右，或痛在左，其痛时轻时重，遇顺境则痛轻，遇逆境则痛重，遇怫抑之事而更加风寒之天，则大痛而不能出户。临床用于血管神经性头痛、三叉神经痛，只要辨证准确，疗效十分可靠。

病案 9　耳后疼痛

王某，男，38 岁。

2011 年 6 月 13 日初诊。两耳后疼痛，抽掣 7 天，后出现眉梢外凹陷处疼痛，口苦，口干，右臂疼痛，舌质淡红，苔薄白，脉沉细。

柴胡 10g，黄芩 10g，川芎 20g，天麻 10g，蔓荆子 10g，全蝎 3g（研末冲服），蜈蚣 1 条（研末冲服），僵蚕 10g，白芍 30g，葛根 30g，桂枝 10g，甘草 10g。7 剂。

药未毕，诸症即失。

辨证思路：《灵枢·经脉》云："三焦手少阳之脉……出臂外两骨之间，上贯肘，循臑外上肩……其支者，从膻中上出缺盆，上项，系耳后，直上出耳上角，以屈下颊至䪼。其支者：从耳后入耳中，出走耳前，过客主人，前交颊，至目锐眦。"眉梢外凹陷处疼痛，其位正当丝竹空，为手少阳三焦经穴。患者耳后疼痛、丝竹空穴处痛、上臂疼痛，均在手少阳经，可以断为少阳经气不利。故方以柴胡、黄芩和少阳，陈嘉谟《本草蒙筌》认为川芎"功专疗偏头疼……乃手少阳本经之药"，故手少阳经经气不利，重用川芎理血中之气以止痛，佐天麻、蔓荆子祛风以止痛，伍全蝎、蜈蚣、僵蚕、桂枝通络以止痛，葛根舒筋，合芍药甘草汤舒筋缓急，故而大效。

第13讲　子午流注要记清，定时发病细推寻

十二时辰配属十二经脉的子午流注纳支法，对辨证施治有重要的临床指导意义。惜当今很多习中医者，对此理论并不了解，然很多疑难疾病若从此辨证方法入手，可迎刃而解。

子午流注纳支法说的是：营气每天循行十二经脉一周，营气流行灌注各脏腑组织具有潮水一样的时间节律，当某时辰气血灌注到某经脉脏腑时，该经脉脏腑就处在功能最旺盛之时。其规律如下：寅时（3~5时）手太阴肺经，卯时（5~7时）手阳明大肠经，辰时（7~9时）足阳明胃经，巳时（9~11时）足太阴脾经，午时（11~13时）手少阴心经，未时（13~15时）手太阳小肠经，申时（15~17时）足太阳膀胱经，酉时（17~19时）足少阴肾经，戌时（19~21点）手厥阴心包经，亥时（21~23时）手少阳三焦经，子时（23~1时）足少阳胆经，丑时（1~3时）足厥阴肝经。古有歌诀有助于记忆：

> 肺寅大卯胃辰宫，脾巳心午小未中，
>
> 申膀酉肾心包戌，亥焦子胆丑肝通。

人体的气血通过经络流注到机体各部，以灌注营养脏腑、四肢百骸，这种流行灌注各脏腑组织具有潮水一样的时间节律。既然像涨潮一样，也就当有潮落的时候，潮落有最低时，在经脉灌注中，每一天每一经都会有气血流注最为不足的时候，这个时候该经脉脏腑功能就处于最衰减的状态，这就是十二时辰经脉脏腑的旺衰规律。而这个衰弱的时候通常在旺盛后的第六个时辰。

子午流注纳支法在临床上对一些定时发作的疑难病症辨证施治具有重要的指导作用。我在《被淡忘的经络辨证》一书中曾介绍过，下面再看几个病案。

病案1　巳时心痛

张某，女，65岁。

以冠心病心绞痛收入我科，入院后经口服单硝酸异山梨酯、肠溶阿斯匹林、倍他乐克，静脉滴注单硝酸异山梨酯、丹参注射液等，并予口服中药瓜蒌薤白桂枝汤加减方，治疗半月，病情未见明显缓解。主治医师请我会诊。患者发病很有特点，每日上午9～11时胸闷气短，心悸心慌，心胸汗出，乏力，欲大便，过了11时就什么事都没有了，发作时余无不适。主管医师在患者发作的时候多次做心电图，但未捕捉到心律失常，与入院的心电图相比，也未发现明显的ST段及T波变化。视其舌质淡红，苔薄白，脉沉细。诊毕，开方如下：

白参10g，生黄芪30g，白术10g，陈皮6g，当归15g，升麻3g，柴胡5g，茯苓30g，生龙骨30g（先煎），生牡蛎30g（先煎），炙甘草15g。

停用静脉滴注单硝酸异山梨酯，其他的口服西药、丹参注射液续用。

辨证思路：按照十二经脉气血流注时间规律分析，患者发病在9～11时当属足太阴脾，结合气短乏力，欲大便，脉沉细，考虑脾气亏虚，清气有下陷之势。《灵枢·经脉》云："**脾足太阴之脉……属脾络胃……其支者，复从胃，别上膈，注心中。**"脾之清气有下陷之势，不能循经上升以养心脉，故出现胸闷、心悸心慌。方用补中益气汤益气升阳，加生龙骨、生牡蛎宁心安神，以黄芪配茯苓益气敛心汗，药中病机，其疗效也就在预料之中了。患者服方1剂，症状明显减轻，胸汗止，5剂而诸症消失。

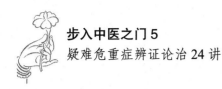

病案 2　辰时咳嗽

下面再说一个定时咳嗽的病例。这个患者咳嗽很有特点，就是每天上午八九点钟定时发作，过时则止。在门诊治疗了 6 个月，后入住我科，住院医师予抗生素治疗，前后 10 多天，病情无好转迹象，后请我为其处方。

周某，女，68 岁。

2010 年 11 月 10 日初诊。诉 6 个月以来，每日上午八九点钟（辰时）左右喉痒，胸闷，必咳出两块白色黏痰，其症方解，其他时间不咳，胸部亦无不适。经治半年，病无改善。进一步问诊得知：平素胃脘不适，畏冷，受凉则腹部不适。舌质淡嫩，边有齿痕，苔薄白，脉沉细。断为肺胃阳虚，痰浊内阻。方以附子理中丸合苓甘五味姜辛汤加减。

制附子 10g（先煎），党参 10g，干姜 6g，白术 10g，茯苓 15g，五味子 10g，细辛 3g，炙甘草 10g。5 剂。

服首剂，腹泻水样便 2 次，胃部不适缓解，感腹中舒畅，3 剂而咳止，后予前方 5 剂巩固之。

辨证思路：患者胃脘不适，感冷受凉则腹部不适，舌质淡嫩，边有齿痕，苔薄白，脉沉细，证属脾胃虚寒。手太阴肺经"起于中焦，下络大肠，还循胃口，上膈属肺"，中焦虚寒每每循经脉上凌犯肺，损伤肺阳，阳不化津而为痰，辰时为经气流注胃经之时，故病位定在肺胃。结合脉舌，断为肺胃虚寒。《素问·咳论》云："其寒饮食入胃，从肺脉上至于肺则肺寒，肺寒则内外合邪，因而客之，则为肺咳。"故方以附子理中丸温散中焦虚寒，以苓甘五味姜辛汤温肺化饮。一剂胃阳得振，逐阴外出，故见腹泻且感舒适，药中病机，故其效著。《素问·咳论》云："五脏六腑皆令人咳，非独肺也。"信不诬也！

病案3　丑时脊间疼痛

这个患者是我科的住院患者。老年女性，70 岁，入院的主诉是两肩胛内缘之间的部位疼痛难忍，入院后做了胸片、脊柱 CT、磁共振、风湿全套及免疫相关抗体等检查，未能查出明确病因，因此也就没下出个明确的诊断。入院半月，每日静脉滴注血塞通注射液，再就是给点非甾体类抗炎药。中药予以活血化瘀的方子，治疗半月，病情毫无好转。

2011 年 5 月 6 日，患者进入我的办公室，要求我予以中药处方。通过四诊，我发现这个患者两肩胛内侧痛很有规律性。一天 24 小时中，只是夜间 1 时左右发作，两肩胛内侧之间部位疼痛难忍，持续 2 小时左右症状自行缓解，查体亦无阳性发现。舌质淡红，苔薄白，脉弦。

桂枝 10g，生白芍 10g，羌活 10g，葛根 60g，苏木 10g，柴胡 10g，黄芩 10g，法半夏 10g，炙甘草 10g。

辨证思路：像这样局限于某个部位的病证，一定要学会运用经络辨证。在肩胛内侧循行的经脉只有足太阳膀胱经，督脉循脊而行，所以就把病位定在太阳经。病在子时发作，根据纳支法推算，当是气血流注胆、肝经之时。所以方以桂枝加葛根汤疏利太阳经气，缓急止痛，加入羌活、苏木走太阳，祛风活血止痛，合小柴胡汤和解少阳。干临床的人要时时记住，定时发病，调和阴阳，每以小柴胡汤效果最优。

未想服药当天疼痛大减，次日病解，其后再也未发作，5 剂而出院。

合理、正确地运用经络辨证，常常使一些疑难病症迎刃而解。

病案4　寅时心悸欲厥

这个患者系本院一护士的父亲。汤某，男，61 岁。

近一周来，每日夜间 3～5 时起夜小便，小便后即出现心悸心慌，自感上下气不相续接，胸背汗出湿衣，随后感头晕，渐有神志恍惚感，经卧

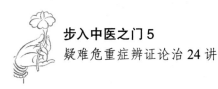

床 30 分钟到 1 小时可自行缓解。于 2012 年 2 月 27 日就诊，视其舌苔白，舌质淡，诊其脉沉弱。胸片正常，24 小时动态心电图示：偶发室上性早搏，但其发作时间并不在发病之时。断为心肺气虚，治以升补宗气。

黄芪 30g，党参 10g，升麻 3g，柴胡 5g，桔梗 10g，生龙骨 30g，生牡蛎 30g，炙甘草 10g。7 剂。

2012 年 3 月 6 日复诊。诉服上方 2 剂后上症未再发作，舌质淡红，苔薄白，脉沉细。效不更方，前方继进 7 剂。

辨证思路：对于此病症的辨证要点有：①发病在 3~5 时，为气血灌注手太阴肺经之时。②心悸时上下气不相续接，提示心肺之气皆虚。心肺之气皆虚，实际上也就是宗气虚。宗气司呼吸以贯心脉。③小便则发病，先心悸，汗出，再头晕，神志恍惚，说明气陷为其主要病机。综合考虑，病机关键当为宗气下陷，大气下陷，致失"司呼吸"及"贯心脉"之功能。清窍失却心营之滋养，故眩晕、气短诸症作。以升陷汤升补宗气，加龙骨、牡蛎固表止汗。张锡纯匠心独运，于大气下陷证创设升陷汤，今用于本案患者，药证合拍，真有桴鼓之效。

病案 5　术后亥时颌下剧痛

再说一个病例，2012 年 6 月 11 日在我的个人网站上发出了求诊信息，因其在长沙本地，所以要求来我院面诊。这是求诊原信：

"毛大夫您好，我小孩今年四月因蛛网膜囊肿破裂在上海做了神经内镜开窗手术，术后一月下颌淋巴结肿大并疼痛难忍已有一月，痛的时候手术部位、耳廓后部位、下颌都痛，在湘雅二医院验血没有炎症，B超下颌有肿大。小孩他自己说痛的时候可以摸到结，不痛的时候又没有。在医院消炎效果不好，又请中医治疗也没好转。咨询手术医生说两者之间没有关联，因手术部位脑部有积液，每天螺内酯利尿，促进积液吸收。想咨询毛大夫，是不是手术伤了经络，曾经看过你写的书，感觉您才是真正的中医，希望得到您的帮助。手术打孔的位置在眼角往后两公分右颞部。另硬膜下积液可否中医调理吸收？"

骆某，男，11 岁。

2012 年 6 月 14 日初诊。小孩形体健壮，活泼可爱，并无明显病态。诉右侧下颌至咽部疼痛，几乎每天晚上 9 时后发作，疼痛极端难忍，如刀割样，须镇痛药物方能缓解，不发则全身无明显不适，纳可，寐安，二便调，舌质淡红，苔薄白，脉沉而有力。眼角往后 2cm 右颞部可视及直径 0.5cm 的圆形手术遗痕。颌下未扪及肿大淋巴结。断为手术损伤少阳经脉，以致少阳经气不利，治以和解少阳，理气止痛。用方如下：

柴胡 10g，黄芩 10g，赤芍 10g，生白芍 15g，白僵蚕 10g，延胡索 10g，桔梗 10g，甘草 10g。5 剂。

就诊当日晚再发疼痛，其父电话咨询可有新办法处理，在电话中可以闻及小孩疼痛难忍的嚎啕大哭声，告其暂予镇痛剂。

6 月 16 日，患儿父亲在好大夫网站留言："毛大夫您好，非常感谢您的关心！小孩已经服了三副药，第一天下颌剧烈疼痛，吃了止痛药，第二天没有任何症状，第三天眼睛有点胀，下颌微微发痛，现还有两副药没吃。"

6 月 21 日，患儿父亲带着小孩的母亲（湿疹）、祖父（中风后遗症）前来就诊，告知小孩病情缓解，除就诊当天发作一次疼痛外，未再发作，病情已愈。患者就是这样，若一人治愈，便会给你带来更多的患者。

7 月 5 日小孩又至，说头顶部刺痛，舌质淡红，苔薄白，脉弦。

柴胡 10g，黄芩 10g，赤芍 10g，白芍 15g，延胡索 10g，桃仁 10g，炙甘草 10g。7 剂。

7 月 12 日再诊，服上方后痛止，未再发。

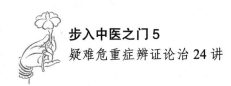

辨证思路：手少阳之脉，"从膻中上出缺盆，上项，系耳后，直上出耳上角，以屈下颊至顺。其支者：从耳后入耳中，出走耳前，过客主人前，交颊，至目锐眦。"本案有两个特点，一是病在手少阳三焦经脉，患者疼痛的部位在手术部位、耳后、咽部右侧，正在手少阳三焦经循行的部位上。手术打孔部位在耳和髎和丝竹空之间，而此二穴均为三焦经穴位。第二个特点是，发病在晚上9时以后，9时为亥时，正系气血灌注手少阳三焦经之时，手术损伤，影响经气，气血运行不畅，故定时而发病。

方用柴胡、黄芩和解少阳，芍药甘草汤酸甘缓急以止痛，白僵蚕、延胡索、赤芍活血通络以止痛，桔梗引药至病所。

病案6　子时汗出浸衣

陈某，女，46岁，衡阳市人。

2012年6月28日初诊。每晚9时入睡，入睡2小时后汗出浸衣，恶风，已2个月，眉棱骨冷痛，周身恶寒1年，大便干燥，2日一解，舌质黄，脉沉细。

柴胡10g，黄芩10g，法半夏10g，桂枝10g，生白芍10g，制附片10g（先煎），生姜3片，大枣10g，炙甘草10g，浮小麦10g，煅龙骨30g。7剂。

五倍子100g，打粉，分次陈醋调，敷肚脐。

辨证思路：该患者病证有两个特点，第一个特点，新发汗证2个月，每晚子时汗出，子时为十二经气血灌注足少阳胆经之时，故子时发病。当为足少阳胆经经气不和，和解少阳枢机为治疗的第一要点，故方选小柴胡汤。第二个特点，汗出，恶风，此为桂枝汤主治证候辨证要点，说明患者存在营卫不和，卫阳亏虚，卫外不固，营阴外泄，故方合桂枝汤调和营卫，加浮小麦、煅龙骨收敛止汗。眉棱骨冷痛，周身恶寒1年，说明患者素有元阳亏虚，故加附子温补元阳。

2012 年 7 月 5 日二诊。服上方第二剂汗即止，现关节冷痛，畏寒，便秘，舌质淡红，苔黄腻，脉沉细。

桂枝 10g，白术 10g，制附子 10g（先煎），大枣 10g，生姜 3 片，细辛 5g，防风 10g，生白芍 10g，炙甘草 10g，云茯苓 15g，锁阳 20g，当归 20g。7 剂。

辨证思路：汗止，少阳经气已和，营卫已调。症见关节冷痛，畏寒，便秘，舌质淡红，苔腻，脉沉细。为阳虚，寒湿客于经脉，故方以桂枝附子汤加细辛、防风、云茯苓，温经散寒祛湿。**苔黄腻，一般主痰热或湿热，然长期便秘者，多为阳明浊气上泛于舌所致，不可随意断为湿热或痰热证。**当结合四诊加以鉴别。此患者眉棱骨冷痛，周身恶寒 1 年，说明系阳虚便秘，当舍舌从证。加锁阳、当归润肠以温通大便。久汗营阴亏虚在所难免，故以芍药、甘草酸甘化阴。

2012 年 7 月 19 日三诊。云服上方毕，关节冷痛、畏寒症除，便畅，停药 5 日又复发，其症如前。效不更方，守上方 14 剂以巩固。月余后随访未再发。

病案 7　未时头痛

这个病例是一血管神经性头痛，病程 10 年，久治不愈，前两诊辨证未能考虑十二经气血流注对发病的影响，也就是说未能重视患者发病时间，因而未能很好地把握疾病的症结所在，辨证用方均出现差误，未能取得很好的疗效。读者或可从此案的治疗过程中汲取一些教训。

赵某，男，50 岁。

2008 年 12 月 8 日初诊。右侧颞叶及枕部头痛发复发作 10 余年，近期是每日必发，其痛发难忍，每以下午 2~4 时为重，两侧颈肩部胀痛，口

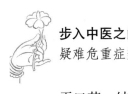
干口苦，纳可，二便调，舌质红，苔黄腻，脉弦。予小柴胡汤合温胆汤：

柴胡 10g，黄芩 10g，竹茹 10g，枳实 10g，陈皮 10g，法半夏 10g，天麻 10g，全蝎 3g（研末吞服），蜈蚣 1 条（研末吞服）。4 剂。

为什么开出个小柴胡汤合温胆汤呢？手足少阳三焦经循于头侧、颈肩部，患者右侧颞叶及枕部头痛反复发作，两侧颈肩部胀痛，脉弦，故考虑为少阳经气不利；口干口苦，舌质红，苔黄腻，认为内有痰热，其治疗当和少阳，清痰热，通络止痛，故以小柴胡汤加减调和少阳经气，合温胆汤清化痰热，加天麻息风止痉。《本草汇言》谓天麻"主头风，头痛"，凡头痛、眩晕多可用之。叶天士说："初病气结在经，久病血伤入络。"十年痼疾，久病入络，故以全蝎、蜈蚣虫类之品搜剔痰瘀，通络止痛。

然此辨证忽视了患者发病以下午 2~4 时为重的特点，为辨证失误之处。另弦脉对于 50 岁以上的人来说要活看，随着年龄的增长，动脉逐渐硬化，所以老年人脉多弦，是否为少阳病，必须四诊合参以鉴别之。

2008 年 12 月 12 日二诊。服上方，头痛未见明显缓解，口苦症除，舌质转淡，苔变薄白，舌下络脉迂曲。头痛常伴耳鸣，仍口干。转方如下：

柴胡 10g，当归 10g，地龙 10g，川芎 15g，全蝎 5g（研末吞服），蜈蚣 1 条（研末吞服），何首乌 20g，白芍 20g，蔓荆子 10g，白芷 10g。4 剂。

口苦症除，苔由黄腻变薄白，说明痰热已化，故去温胆汤、黄芩。临证望舌须舌面、舌底均详察，初诊因患者多，只察看了舌面，未看舌底，而遗舌下络脉迂曲体征，为临证又一误也。头痛常伴耳鸣，痛在头侧、颈肩部，故认为病仍在少阳，效果不好，系化瘀之力不及，故加当归、地龙、川芎化瘀通络以止痛，以蔓荆子、白芷、全蝎、蜈蚣搜风通络止痛。口干，痛在头侧，虑其少阳阴津有损，加何首乌、白芍益阴。仍未注意头痛加重时间。

2008 年 12 月 18 日三诊。服上方，头痛发作次数及程度明显减轻，但仍未止，寐差，仍以下午 2 时以后为重，4 时减轻。再问之，头痛以入冬以后为甚。舌质淡红，苔薄白。转方如下：

制附子 10g（先煎），生黄芪 20g，白术 10g，云茯苓 10g，法半夏 10g，酸枣仁 15g，枸杞子 10g，当归 10g，川芎 10g，蜈蚣 1 条（研末吞服），全蝎 6g（研末吞服），天麻 10g。7 剂。

前方和少阳之经气，化痰祛瘀，病有改善，说明患者确实存在痰瘀互结、阻碍经气运行之病机，但未能终止，系辨证仍有未考虑到的地方。按时间医学分析，未时病加重多系阳明不足，入冬头痛发作加重，当与阳虚有关。故方以生黄芪、白术、云茯苓健脾益胃，制附子温阳，半夏化痰，酸枣仁、枸杞子安神，当归、川芎活血以通脉，全蝎、蜈蚣、天麻息风通络以止痛。

2008 年 12 月 26 日四诊。云服上方 5 剂毕，诸症缓解。嘱守方 7 剂以巩固。

第14讲　升陷补气治崩漏，还需化裁精选药

常言道：千军易得，一将难求。对于干临床的人来说，尽管古方剂有数万之多，然于临床能得心应手者寥寥无几，盖书上之方不经临证实践，则难真正为我所用，用方必有心得，才能说真正地掌握了。古有云："纸上得来终觉浅，绝知此事要躬行。"

今天说一说我治疗崩漏喜欢用的一首经验方——加减升陷汤。

在《医学衷中参西录》中有一首非常著名的方剂，叫升陷汤，全方由生黄芪、知母、柴胡、桔梗、升麻组成。原书注曰："气分虚极下陷者，酌加人参数钱，或再加净萸肉数钱，以敛收气分之耗散，使已升者不至复陷更佳。"原书载有以此方加减治疗崩漏的验案。

就气虚崩漏来说，《方剂学》中经典的方剂是固冲汤（生黄芪、白术、龙骨、牡蛎、山萸萸、生白芍、海螵蛸、茜草、五味子），适应证是脾气亏虚，气不摄血。张锡纯在《医学衷中参西录》中论述升陷汤治疗崩漏的时候说，其验案见固冲汤条下，说明张氏认为固冲汤治疗的崩漏病机主要是宗气下陷，气不摄血。

由此，我在临床上每以升陷汤加减治疗气虚崩漏，包括青春期的"宫血"，也包括更年期的"宫血"。但我的组方与固冲汤有一定区别，全方由白参、生黄芪、升麻、柴胡、桔梗、仙鹤草、血余炭、煅龙骨、煅牡蛎为主组成。其基本组方原则和固冲汤一致，但此方在补气固摄的基础上加用了升提之品，能使下陷之血得以升提。此系个人用药心得。方以升陷汤升提宗气。仙鹤草化瘀止血，该品还有明显的补益作用，所以又名曰脱力草，

尤善于补气，对于崩漏日久，气血亏虚者尤为适宜；又可化瘀，能止血而不留瘀。要说明的是其用量必须大，一般在 30g 以上方效著。血余炭，李时珍说："发乃血余，故能治血病"，汪昂说其能"补阴消瘀"，我在临床发现该品治疗崩漏疗效确实。煅龙骨、煅牡蛎收敛止血，敛正气而不敛邪气。全方共奏升补宗气、固冲止血之效。若气虚兼有血热者加制大黄凉血止血，兼宫寒者加炮姜温经止血，兼气郁者加香附理气。曾治多例，屡试屡效。特以献出，与同道交流。现举两个病例。

病案 1 更年期宫血

袁某，女，47 岁，在湖南科学技术出版社工作。

患崩漏月余，一直在湖南某中医名家处诊治，花费近 4000 元，漏血不止。同社编辑（《朱良春用药经验集》责任编辑）推荐来我处诊治。刻诊：崩漏 40 天，经色偏红，口干，神疲乏力，气短，心悸，舌质淡白，苔薄白，脉沉细无力。断为宗气下陷，冲任不固，兼有血热。治以加减固冲汤：

白参 10g，生黄芪 30g，升麻 3g，柴胡 5g，桔梗 10g，仙鹤草 30g，血余炭 10g，煅龙骨 30g（先煎），煅牡蛎 30g（先煎），制大黄 10g。3 剂。

现在都是电脑开方，开完方，价格就出来了，3 剂药共 21 元钱（2007年）。病者看完价格，对我产生了怀疑，说了这么一句话，"我每次看病一剂药都三四十元，你这么便宜的药能治我的病吗？"我回答："试一试，有效 3 日后复诊，无效也就 21 元钱。"患者半信半疑，未想 2 日后电话告我，说 1 剂大效，2 剂血止。

后随证调治，病得康复。后赠其出版社出版的大型丛书《湖南药物志》一套以为谢。

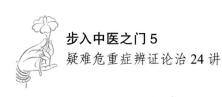

病案 2 青春期宫血

患者 16 岁，经来 3 年，患崩漏 1 年，严重的时候出血量很大，多次输血。这个患者到我这里诊治的过程很有意思，由于宫血，住我院妇科，住院期间受寒而出现了肺部感染，经抗感染治疗，高热 4 天不退，后转入我科。入住我科时，面色红赤，高热不退，咳嗽，咳黄稠痰，口干思饮，汗出，舌质红，苔黄干，脉洪数。当时查完房后，我曾与研究生戏言，此患者可在 2 日内退热，研究生不信。呵呵，中医药治疗这种情况的高热疗效非常可靠。疏方如下：

薄荷 10g，生石膏 30g（先煎），知母 10g，杏仁 10g，芦根 30g，前胡 10g，生甘草 10g。

次日热退，咳嗽大减。随症调治，咳嗽得愈。

在治疗过程中，其母与我交流，便说起这孩子的崩漏之疾，说孩子病的起因是正在经期，参加校运动会的 5000 米长跑，接下来月经拖了半月才净。其后每月经期均很长，少则 10 日，多则 20 日不净，而且量多，由于出血量大，曾 4 次输血。并说由于这病，小孩的体质变得很差，极易疲倦，饮食量少，常常气短心悸。当时我就断定，由于正在经期，长跑以致过劳伤气，气不摄血，气随血陷。遂开出一方如下，告知每月经前 10 日开始服用。

白参 10g，生黄芪 30g，升麻 3g，柴胡 5g，桔梗 10g，仙鹤草 30g，血余炭 10g，煅龙骨 30g（先煎），煅牡蛎 30g（先煎）。

第二个月，小孩母亲电话告诉我说，服上方后月经稍偏多，但 1 周就结束了。药中病机，遂告知每月经前均服上方 10 剂，3 个月后月经完全正常，遂停药。现患者就读于新加坡，身体状况一直很好。

第15讲　仙鹤草为真灵药，扶正补血有奇效

　　临证取效首在于辨证正确，但最后仍落脚于处方用药。古之成方，千锤百炼，其效当不可疑，然对众多医家各味药的理解和使用经验，适当汲取是提高临床疗效的又一途径。

　　此篇说说我使用仙鹤草的验案，从中读者可能会有所感悟。上一讲我们说了仙鹤草具有良好的化瘀止血作用，其实仙鹤草还有很多非常好的治疗作用。《滇南本草》云其"治妇人月经或前或后，赤白带下，赤白血痢"。朱良春先生认为仙鹤草味苦辛而涩，涩则能止，辛则能行，是以止涩中寓宣通之意。《朱良春杂病廉验特色发挥》一书中记载了朱老治疗慢性结肠炎的经验方——仙桔汤，该方以仙鹤草、桔梗、乌梅炭、白槿花、炒白术、炒白芍、广木香、白头翁等味组成。通过临床实践，在辨证的基础上随症加减，疗效较为肯定。

　　在此，想说说我在临床使用仙鹤草的另一个作用——补虚生血。仙鹤草又有脱力草之别名，干祖望说："凡人精神不振、四肢无力、疲劳怠惰或重劳动之后的困乏等，土语称'脱力'。于是到药铺里抓一包脱力草（不计份量）加赤砂（即红糖，也不拘多少），浓煎两次服用，一般轻者1~2服，重者3~4服，必能恢复精神。"说明此品有良好的强壮补益作用。通过实践证明，该品对于特发性血小板减少、化疗导致的白细胞减少有着非常好的临床效果。

　　特发性血小板减少症，除了化验检查血小板减少，患者表现有出血症状外，多有疲乏无力，精神不振，劳则困乏加重，极其类似中医的气虚重

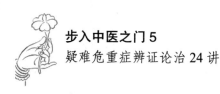

症。我在临床每以仙鹤草为主药加减治疗，屡用屡效。

病案 1　血小板减少性紫癜

李某，女，湖南日报记者。

因反复出现刷牙牙龈出血 2 个月，稍碰则皮下瘀斑，于 2005 年 5 月 2 日就诊。刻诊：诉疲倦困乏，四肢无力，动甚则气短，月经期长，经量偏多，舌质淡红，苔薄白，脉沉细无力。查血常规，血小板 43×10^9/L。诊断为血小板减少性紫癜。四诊合参，中医辨证为血证，气不摄血。予归脾汤加减：

仙鹤草 50g，仙灵脾 10g，仙茅 6g，白参 10g，生黄芪 30g，当归 10g，生白芍 10g，补骨脂 10g，制何首乌 10g，阿胶 10g（烊化），大枣 12 枚，炙甘草 10g。

服方 15 剂，复查血常规：血小板 106×10^9/L，达到正常值，疲乏、出血等症状消失。后以此方巩固治疗 2 个月，血小板一直正常。随访多年，未再复发。

方以"三仙"（仙鹤草、仙灵脾、仙茅）补虚益气，且仙灵脾、仙茅、补骨脂、何首乌益肾生精。中医理论说，精血互生，益精便可化血。名医干祖望创制用于扶正补虚的良方"三仙汤"，其中的主药就是仙鹤草，其谓："**脱力草者，仙鹤草也……凡无外邪的各种疾病而神疲怠惰者，都可使用……效果殊佳。因之余常戏谓之'中药的激素'**"（《干祖望医话》）。白参、生黄芪、当归、生白芍、阿胶、大枣、炙甘草益气补血摄血。全方组方精简，然屡经验证，其临床疗效卓著。

病案 2　化疗后粒细胞减少症

肿瘤患者化疗中出现白细胞减少时，他们常常来看中医，并不把所有的希望都放在西医的一些升高白细胞的制剂上。现在说说其中一个非常典型的患者。

这患者是我的一个熟人。陈某，40岁，女性，现已去世，但在7年中医参与治疗中，有很多治疗的经验可以总结。最早以急诊入我院，急诊的时候首发症状系下消化道出血，经超声检查，发现在右下腹有一肿块，遂转入湘雅医院，确诊为"淋巴瘤"，手术后进行化疗，患者多次出现白细胞减少，屡次使用重组人粒细胞集落刺激因子，但升得快，降得也快。于是患者把希望转向了中医。

第一次来诊，正在一个化疗结束后，白细胞下降得很厉害，$17×10^9$/L。家属用车送来就诊，有气无力，整个身子都扑在诊桌上，说话声音极低，诉疲乏至极，心悸气短，有气脱之感，四肢无力，动则周身汗出，舌质淡胖，苔灰腻（化疗的患者常出现此种舌苔），脉沉细无力。断为化疗药毒损伤心肺之气，宗气贯心脉以司呼吸，治疗以升补宗气为主法，用方如下：

仙鹤草 50g，生黄芪 50g，白参 10g，升麻 3g，柴胡 5g，桔梗 10g，山茱萸 30g，当归 15g，炙甘草 10g。7剂。

方以升陷汤加人参补宗气，加大剂量山茱萸固脱，以仙鹤草、当归补血汤（黄芪、当归）补虚生血。全方组方精简，用药量大而力宏。

7剂后，白细胞升至 $31×10^9$/L，精神状况大为改观，自行前来复诊。效不更方，仍以上方加鹿角胶、阿胶继服，20剂后白细胞正常，体力恢复。

后此患者凡化疗时均同时使用此方，白细胞下降明显减轻，化疗结束后守此方亦能较快恢复至正常。

病案3　溶血性贫血

接下来再说一位自身免疫性溶血性贫血患者的治疗过程，虽然中医药未能尽愈其病，但使病情大为好转，亦实属不易。

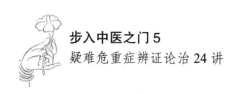

患者女性，75 岁。2006 年 11 月底查出糖尿病，空腹血糖 25mmol/L，在湘雅医院就诊，予诺和灵皮下注射控制血糖。12 月 25 日因出现酱油样小便数日，全身乏力，再到湘雅医院就诊，查血红蛋白 33g/L，诊为溶血性贫血（免疫性），予强的松 45mg/天治疗，并予以输血，血红蛋白稳定在 70g/L 左右。到 2007 年 7 月，强的松减量到 30mg/天治疗，患者又出现酱油样小便，到某西医院就诊，并请湖南湘雅二院血液科某教授多次会诊，仍予以泼尼松、输血治疗。7 月输浓缩红细胞 2 次，每次 300mL，病情不稳定。8 月病情又较前加重，8 月共输血 4 次，每次 300mL，月底查血红蛋白 50g/L。患者开始对西药丧失信心，用其家属的话说，西医就是两个素，一个胰岛素控制血糖，一个激素治疗溶血，再就是输血，输了还是不行，血红蛋白稳不住。其子有友在我院骨科工作，建议予中药干预。

9 月 8 日应邀出诊。患者仰靠于床，已 10 余日不能下床，精神极差，短气少言，面色苍白而肿，周身可见大量紫暗色瘀斑，分布于胸、腹、背、双臂、双腿。口干，四肢欠温，小便深褐色，舌质淡红而干，苔薄白，四肢水肿。以手切其脉，则双腕留下指头痕迹，脉沉细。

生黄芪 30g，仙鹤草 20g，白术 15g，玄参 15g，薏苡仁 30g，生地黄 20g，当归 15g，灵芝菌 15g，淫羊藿 10g，紫草 10g，炙甘草 10g，云茯苓 30g。

西药由于病情需要维持原来用的 4 种：诺和灵、泼尼松（30mg/天）、倍他乐克、甲氰咪胍。

辨证思路：患者神疲气短，少言，舌质淡红，脉沉细，当为脾气亏虚；周身可见大量瘀斑，为气虚不能摄血，血行脉外；面浮肢肿，乃脾虚不能运化水湿；舌干，口干，血虚津亦不足，津血同源也；四肢不温，其阳亦不足。脾气亏虚系其病机关键。故方用大剂量黄芪、仙鹤草益气摄血，当归以补血生血，灵芝菌补虚扶正，淫羊藿温阳，此二品有良好的免疫调节功能，白术、薏苡仁、茯苓健脾利水祛湿，佐生地黄、玄参以益阴，紫草化斑。

9 月 20 日二诊。患者精神明显好转，已可下床在室内行走，但感两腿乏力。全身瘀斑消失，面部、上肢水肿消退，仅下肢踝以下部位水肿，按之凹陷不起，口干，睡眠不宁，小便已变清，大便正常，舌质淡红，苔薄白，脉沉细。

生黄芪 30g，白术 15g，白参 5g，薏苡仁 30g，玄参 15g，当归 15g，淫羊藿 10g，生地黄 20g，云茯苓 20g，灵芝菌 15g，酸枣仁 10g，紫草 10g，阿胶 10g（烊化），仙鹤草 30g，冬瓜皮 15g。7 剂。

辨证思路：斑消尿清，可见其溶血已明显控制，益气摄血已取效，精神明显好转，已可下床在室内行走，可见中气已明显恢复，仍守前法。加人参增强益气健脾（首诊就当加，此为用方考虑不周）；阿胶增强补血生血作用；寐差，增酸枣仁益心安神；足下仍肿，加冬瓜皮增强利水的作用。加大仙鹤草剂量，作用有二：一扶正，二止血。**血虚虽显，仍以补益中焦为主，脾气不健，以大剂补血之品亦难获效，何也？《灵枢·决气》云："中焦受气取汁，变化而赤，是谓血。"补血之品多滋腻，易滞脾。**

9 月 28 日三诊。患者下肢乏力消除，踝以下水肿较前减轻，纳食增加，畏风，四肢不温，大便正常，舌质淡胖，边有齿痕，脉沉细。到市二院复查血常规：红细胞 $2.46×10^{12}$/L，血红蛋白 75g/L。腰腹部出现多处体癣，考虑为用激素后出现的真菌感染，加用达克宁软膏外用。中药处方如下：

生黄芪 30g，淫羊藿 10g，白参 5g，仙茅 6g，云茯苓 20g，灵芝菌 15g，冬瓜皮 15g，仙鹤草 30g，生姜皮 10g，防风 10g，白术 10g，桂枝 6g，当归 20g，肉苁蓉 15g，制附子 6g（先煎）。每日 1 剂。

辨证思路：患者精神好转，出现畏风，四肢不温，舌质淡胖，边有齿痕，脉沉细，可见阳气亏虚较前加重。细思用方，可能系前二诊中玄参、

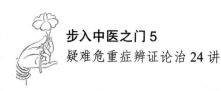

生地黄性寒之故，此为治疗之误。故后方中去此二味，以生黄芪、白参、仙鹤草、云茯苓、灵芝菌、冬瓜皮、生姜皮益气扶正，健脾利水祛湿；仙茅、淫羊藿、肉苁蓉、制附子温补元阳；防风、白术、生黄芪相伍即是玉屏风散，益气固表；加桂枝配附子温阳化气以利水。仙鹤草，名医干祖望戏谓之"中药的激素"，对于免疫性疾病而见虚怯者用之尤宜。

10 月 10 日四诊。电话告知：气力大增，四肢已感温暖，畏寒大减。已可外出散步行走，可连续行走 1 公里，体癣好转。复查血常规：红细胞 $2.75×10^{12}$/L，血红蛋白 89g/L。患者诉说这是近几个月来第一次出现血红蛋白持续上升，以前出院 10～15 天血红蛋白都会降到 40g/L 以下，必须送到医院输血治疗，后悔早期没有使用中药治疗。嘱其前方继用。

10 月 16 日五诊。患者可步行 3 里路，精神明显好转，诉晨起手小指外侧发麻，移时自消，常有莫明紧张，胫前下 1/3 以下凹陷性水肿，但较前为轻，动甚则汗出，吃饭易出汗，指甲红润，舌质淡红，苔薄白，脉沉细。遂转方如下：

生黄芪 50g，白参 5g，灵芝菌 15g，仙鹤草 30g，白术 10g，当归 20g，肉苁蓉 15g，淫羊藿 10g，巴戟天 10g，制附子 6g（先煎），桂枝 6g，冬瓜皮 20g，云茯神 30g，砂仁 6g（后下），薏苡仁 30g，炙甘草 10g。10 剂。

10 月 19 日六诊。患者服上方，下午 4～5 时两颧潮红，移时自退，血压、血糖、体温均正常，去附子，仍守上方。

其后以八珍汤、归脾汤、三仙汤合用加减治疗。患者一直服用中药，生活质量很不错，2 年后因他病亡故。

其两子有此经历，有病多来我处看中医，数年交往，已成好友。惜由于工作繁忙，未能完整抄录整个治疗过程的脉案。但此患者从接受中药治疗后，未再输血一次，而且亦未再次出血，血红蛋白一直维持在 100g/L 左右，中药之奥妙值得深思。

第 16 讲　项痹临床颇常见，辨证勿忘分经络

颈椎病在临床极为常见，现在大部分医者多从痹证入手组方用药，以我的经验，若能从经络辨证入手，结合痹证治疗法则，则疗效更佳。

颈椎病，其病位在项，临床表现以肩背部麻木疼痛，伴上肢麻木疼痛，或有放射样感觉为主，或头晕目眩，可伴恶心呕吐、失眠、耳鸣等，或头颈疼痛、活动不利等，或以运动障碍为主，可见下肢无力，步态不稳，易跌仆，或手部运动笨拙，进一步发展可出现肢体麻木。其发病多与中老年体虚，肾精衰少，复感外邪，客于经脉有关。与工作性质也有联系，长期低头工作，每可致颈部筋骨劳损，而外伤也是颈痹的一个重要发病因素。

个人对颈痹的治疗心得是：一是培补肾精，这对于老年患者尤为重要，肾主骨生髓；二是要祛除外邪，包括散寒、祛风、除湿；三是对于久病不能缓解症状者，当在辨证的基础上加入一些搜风剔痰、祛风止痛之品；四是时刻不忘经络辨证。在颈项部循行的经脉有太阳经、少阳经、督脉等，若能正确辨证，加入合适的引经药，可大大提高临床疗效。

病案 1　肩背痛（太阳少阳并病）

袁某，女，47 岁，湖南科学技术出版社职员，也就是前面以加减升陷汤治愈其崩漏的病例。

2010 年 10 月 28 日初诊。诉颈项疼痛连及右上臂外侧 2 个月，经 CT 检查，发现颈 2 ~ 颈 6 椎间盘有不同程度的膨出，建议推拿理疗，被拒绝，坚持要求服中药治疗。时见颈项僵痛，难以转侧，右上肢外侧中部以下至无名指、食指麻木疼痛，口干口苦，舌质淡红，苔薄白，脉沉。断为太阳、

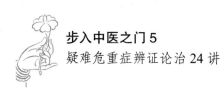

少阳经脉痹阻，予桂枝汤加葛根汤合小柴胡汤加减化裁。

桂枝 10g，生白芍 10g，葛根 60g，柴胡 10g，黄芩 10g，法半夏 10g，苏木 10g，羌活 10g，炙甘草 10g，大枣 10 枚。5 剂。

未想病症大减，再进 5 剂，症状缓解。

辨证思路：后项痛病在足太阳经，上肢外侧为病在手少阳经，故以桂枝加葛根汤温通太阳经气，以小柴胡汤和解少阳，加苏木活血通脉，羌活祛太阳风湿以止痛。

病案 2　臂痛（少阳经气不利）

接下来说一个颈椎病患者的治疗经过。这是上案患者介绍来看病的。

肖某，女，60 岁，中南大学退休教师。

2011 年 6 月 10 日初诊。诉左上臂外侧剧痛难忍，以致夜不能寐，已半年之久，兼见左耳后抽掣疼痛，中西医治疗迭进，西医诊断为颈椎间盘突出症，建议手术治疗，患者不愿意。半年来遍求医家，推拿、针灸、西药、中药一直未断，然其病痛没有任何缓解。患者痛苦异常，除前所述症状外，尚见口干口苦，二便可，舌质红，苔薄黄，脉沉滑。

按照一般常用的治疗大法，医生一般会开出一些祛风、活血、通络之类的方子来。病已半年，其类似的方子前后进服百余剂，而无寸功。

关于此病辨证，当把左耳后抽掣疼痛、左上臂外侧剧痛难忍联系在一起进行分析。前面说过，对于病位固定的局部疾病，经络辨证有其优势，《灵枢·经脉》说：手少阳三焦经"系耳后，直上出耳上角""循臑外上肩""是主气所生病者：汗出，目锐眦痛，颊痛，**耳后、肩臑肘臂外皆痛，小指次指不用。**"故断为手少阳三焦经气痹阻。病机已明，其治法就清楚了，当疏利少阳经气，通经活络止痛。方以小柴胡汤调和少阳经气，合活络效灵丹通络活血止痛。

柴胡 10g，黄芩 10g，法半夏 10g，苏木 10g，党参 20g，白芍 10g，当归 15g，丹参 15g，乳香 10g，没药 10g，炙甘草 10g。6 剂。

二诊。诉服上方后第一晚疼痛加重，次日痛大减，现耳后痛愈，上肢仅感微痛，入夜寐安。守上方 7 剂，其后电话告知其痛已完全消除。

活络效灵丹出自张锡纯《医学衷中参西录》，由当归、丹参、生明乳香、生明没药组成，具有活血祛瘀、通络止痛的功效，"治气血凝滞，疢癖癥瘕，心腹疼痛，腿疼臂疼，内外疮疡，一切脏腑积聚，经络湮淤。"临床验证，其对各种肢体疼痛具有良好的治疗效果，可在辨证的基础上加以运用。

徐灵胎说："不知经络而用药，其失也泛，必无捷效。"信不诬也。

病案 3　头颈痛（肾督亏虚，太阳经气不利）

蒋某，女，52 岁。

2007 年 10 月 16 日初诊。后颈、前额头痛 20 余日，眼眶发黑，胸闷不适，时有心悸，纳可，舌质淡红，苔薄白，脉沉细。西医诊断为颈椎退行性病变、冠心病。治从督脉与肾入手，佐以辛润通络法。

葛根 20g，何首乌 15g，丹参 20g，仙茅 6g，淫羊藿 10g，旋覆花 6g，茜草 10g，当归 20g。5 剂。

2009 年 1 月 7 日因他病就诊，言服上方后年余头痛未再发作，坚持用西药单硝酸异山梨酯、倍他乐克，胸闷气促亦未再现，故录其案。

辨证思路：督脉"行于后背正中，上至风府，入属于脑，上巅，循额""其少腹直上者……上系两目之下中央"（《素问·骨空论》）。患者年过半百，头痛病位在后颈、前额，正在督脉循行路线上，兼见眼眶发黑、舌质淡红，苔薄白，脉沉细，当为督脉亏虚，经气不利。故方以何首乌、当归、仙茅、淫羊藿温补督脉，祛风胜湿以止痛，葛根舒筋解肌。督脉"其少腹

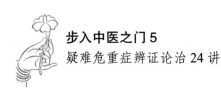

直上者，贯脐中央，上贯心"，督脉阳气不足，致心脉失去温养，出现胸脉痹阻，而见胸闷心悸，故合旋覆花、茜草辛润通络，以利心脉。

病案 4　头颈痛（肾督亏虚，太阳经气不利）

娄某，男，47 岁。

2012 年 3 月 29 日突然剧烈头痛，站立不稳而摔倒，急送至湘雅医院急诊，诊断为蛛网膜下腔出血、左侧胫骨平台骨折。在该院进行了脑部血管介入治疗，放置了支架，病情稳定后转入骨科，住院 2 个月出院。其后感到后颈连背强硬不舒，头部左右转侧不灵，两上肢麻木，头部闷重而不适，记忆力明显减退，不喜言语。7 月 12 日由湖南科学技术出版社退休中医编辑张碧金女士介绍至我处就诊。刻诊：后颈部肌肉按之明显僵硬，头部向两侧转动明显受限，头闷重，健忘，腰酸，舌质淡红，苔薄白，脉沉细无力，尺部尤甚。当日查颈椎间盘 CT 示：C1/C2、C2/C3、C3/C4、C4/C5颈椎间盘突出。断为督脉亏虚，经气不利，予以补督舒经，用方如下：

何首乌 15g，淫羊藿 10g，补骨脂 10g，山茱萸 10g，石菖蒲 10g，葛根 30g，丹参 15g，生白芍 30g，炙甘草 10g。7 剂。

本病虽为脑部出血，且有外伤，但突破了"离经之血即为瘀"、外伤多从瘀论治的定式思维，而是以经络辨证结合脏腑辨证，断为督脉亏虚，经气不利。盖督脉"行于后背正中，上至风府，入属于脑，上巅，循额"，督脉为病，"实则脊强，虚则头重"。患者病后颈连背强硬不舒，头部左右转侧不灵，正在督脉循经部位，头闷重，健忘，腰酸，舌质淡红，苔薄白，脉沉细无力，尺部尤甚，为典型的督脉亏虚症状。故治以补督为主，佐以和血舒筋，方以何首乌、淫羊藿、补骨脂、山茱萸补督益肾。其中淫羊藿尚可祛风湿，患者有椎间盘突出症，而在蛛网膜下腔出血病后出现颈部僵硬，可能系蛛网膜下腔出血后颈部运动过少，寒湿客于颈部筋膜有关，故选此味。另用葛根、白芍、炙甘草，前者解肌舒筋，后二者为芍药甘草汤，缓急舒筋。石菖蒲益智醒神，对于健忘、头重、头昏有卓效。丹参和血养血，以利经气。

2012 年 7 月 19 日二诊。后颈连背强硬不舒、头部左右转侧不灵大为减轻，头重而闷消除，方已见效，效不更方，上方再进 14 剂。

2012 年 8 月 3 日三诊。颈项僵硬、头部转侧不灵基本缓解，健忘明显好转，腰酸症除，但晨起时仍有两手麻木感。于上方加活血藤、鸡血藤养血和血以通络，开方 14 剂。

2012 年 8 月 17 日四诊。颈项僵硬、头部转侧不灵、健忘、晨起时两手麻木感诸症除。因胫骨骨折，膝部活动欠利，建议予以康复疗法。

第17讲　汗证临床多表现，谨守病机调阴阳

一般情况下自汗属阳虚，盗汗属阴虚。但自汗、盗汗亦各有阴阳之证，不得谓自汗必属阳虚，盗汗必属阴虚也。临证当四诊合参，精心辨证，不可拘泥于阴虚盗汗、阳虚自汗之说。

汗证临床极为多见，表现得五花八门，各种形式的汗证几乎都可见到。以白昼分，则有自汗、盗汗之说；以部位分，常见的有头汗出、心胸汗出、手足心汗出、腋汗、阴汗等；以颜色分，有红汗、黑汗等。

早在《内经》即对汗的生理及病理有了一定的认识，明确指出汗液为人体津液的一种，并与血液有密切关系，即所谓血汗同源。故血液耗伤的人，不可再发其汗。并明确指出生理性的汗出与气温高低及衣着厚薄有密切关系。如《灵枢·五癃津液别》说："天暑衣厚则腠理开，故汗出……天寒则腠理闭，气湿不行，水下留于膀胱，则为溺与气。"在汗出异常的病证方面，谈到了多汗、寝汗、绝汗等。《金匮要略·水气病脉证并治》首先记载了盗汗的名称，并认为由虚劳所致者较多。《三因极一病证方论·自汗论治》对自汗、盗汗进行了鉴别："无问昏醒，浸浸自出者，名曰自汗；或睡着汗出，即名盗汗，或云寝汗。若其饮食劳役，负重涉远，登顿疾走，因动汗出，非自汗也。"并指出其他疾病中表现的自汗，应着重针对病源治疗，谓"历节、肠痈、脚气、产褥等病，皆有自汗，治之当推其所因为病源，无使混滥"。

朱丹溪对自汗、盗汗的病理属性作了概括，认为自汗属气虚、血虚、湿、阳虚、痰；盗汗属血虚、阴虚。《景岳全书·汗证》对汗证作了系统

整理，认为一般情况下自汗属阳虚，盗汗属阴虚，但同时也指出，"自汗、盗汗亦各有阴阳之证，不得谓自汗必属阳虚，盗汗必属阴虚也。"《临证指南医案》谓："阳虚自汗，治宜补气以卫外；阴虚盗汗，治当补阴以营内。"《医林改错》说："竟有用补气、固表、滋阴、降火，服之不效，而反加重者，不知血瘀亦令人自汗、盗汗，用血府逐瘀汤。"补充了针对血瘀所致自汗、盗汗的治疗方药。

又有少数人由于体质关系，平素易于出汗，而不伴有其他症状，则不属本讲论述范围。正如《笔花医镜》说："盗汗为阴虚，自汗为阳虚，然亦有秉质如此，终岁习以为常，此不必治也。"

病案1　周身多年汗出

杨某，男，67岁。

2010年10月19日初诊。汗出多年，周身畏冷，近月又咳嗽，痰少，口干，苔黄腻，脉沉细。吸烟。

生黄芪30g，防风10g，白术10g，桂枝10g，白芍10g，生姜3片，大枣10枚，炙甘草10g，煅龙骨30g（先煎），煅牡蛎30g（先煎），浮小麦10g。10剂。

辨证思路：《素问》说："阳者，卫外而为固也""阴在内，阳之守也；阳在外，阴之使也。"在生理情况下，营行脉中为卫之守，卫行脉外为阴之使，营滋卫而外阳不亢，卫护营而营阴不外泄，二者相互配合，相互维系，共同完成生理功能。若营卫不和，卫不能固其外，营阴不能内守而外泄，则多自汗。《伤寒论》说："病常自汗出者，此为营气和。营气和者，外不谐，以卫气不共营气谐和故尔。以营行脉中，卫行脉外，复发其汗，营卫和则愈，宜桂枝汤。"

患者自汗多年，同时有恶寒（恶风）症状，正合桂枝汤之主症，故以

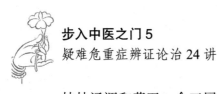

桂枝汤调和营卫，合玉屏风散益气固表，加煅龙骨、煅牡蛎、浮小麦收敛止汗。咳嗽，痰少，系近感外邪，桂枝汤不仅能调和营卫，亦可外散表邪，故不另加宣肺解表之品。苔黄似与证不和，吸烟者多苔黄，若无典型热象，当舍舌从症。

2010 年 10 月 29 日二诊。汗出已止，长期畏寒明显好转，咳减，舌质淡红，苔薄白，脉沉细。

生黄芪 30g，防风 10g，白术 10g，桂枝 10g，白芍 10g，生姜 3 片，大枣 10 枚，炙甘草 10g，白参 10g，紫菀 10g，款冬花 10g，浮小麦 10g。10 剂。

辨证思路：药已中病机，汗出已止，故加紫菀、款冬花化痰止咳，增白参以加强益气固表之力。

2010 年 11 月 17 日三诊。畏冷、咳嗽大减，惟卧时背寒，寒则咳，痰呈白沫，晨起气短，舌质淡红，脉弦。

白参 5g，生黄芪 30g，防风 10g，白术 10g，桂枝 10g，白芍 10g，干姜 6g，细辛 3g，五味子 10g，桔梗 10g，云茯苓 30g，炙甘草 10g。7 剂。

辨证思路：身畏冷，寒则咳，为有寒饮在肺，故以苓甘五味姜辛汤温肺化饮以止咳，仍合玉屏风散益气固表。

2010 年 11 月 25 日四诊。周身畏冷、背寒症除，惟感足底寒冷，手扪之不温，晨起吸冷风偶有咳嗽，舌质淡红，苔根腻，脉小弦。

制附子 10g（先煎），桂枝 10g，熟地黄 15g，山茱萸 10g，怀山药 10g，枸杞子 10g，菟丝子 10g，当归 10g，细辛 3g，鹿角霜 30g，木通 10g，白芍 10g，炙甘草 10g。10 剂。

辨证思路：身冷除，说明卫阳已复，肌表得固。但足底寒冷，说明患者素有元阳不足，盖足少阴肾之脉"邪（斜）走足心"，故足下寒当属肾阳虚衰，不能温煦，故方以右归饮温补肾阳，合当归四逆汤温阳通脉。盖血汗同源，久汗之人，阴血亦当不足，脉小弦，为有寒凝，故合当归四逆汤温经复营。

右归丸与金匮肾气丸都属温肾阳之品。右归丸是由金匮肾气丸减去"三泻"（泽泻、茯苓、牡丹皮），加鹿角胶、菟丝子、杜仲、枸杞子、当归而成，增加了温补的作用，使药效更能专于温补，是一首十分著名的温补方剂。此方立论阴中求阳，大凡老年体弱、久病，肾精亏虚，阳气不足，症见神疲气怯、畏寒肢冷、阳痿遗精、不能生育、腰膝酸软、小便自遗等精亏阳不足者为首选。其立论要点在于"精亏"。金匮肾气丸补中有泻，温补肾阳，化气行水，用于肾虚水肿，腰膝酸软，小便不利，畏寒肢冷。

《伤寒论》中以"四逆"命名的方剂有四逆散、四逆汤、当归四逆汤。三方主治证中皆有"四逆"，但其病机用药却大不相同。四逆散证是因外邪传经入里，阳气内郁而不达四末所致，故其逆冷仅在肢端，不过腕踝，尚可见身热、脉弦等症；四逆汤之厥逆是因阴寒内盛，阳气衰微，无力到达四末而致，故其厥逆严重，冷过肘膝，并伴有神衰欲寐、腹痛下利、脉微欲绝等症；当归四逆汤之手足厥寒是血虚受寒，寒凝经脉，血行不畅所致，因其寒邪在经不在脏，故肢厥程度较四逆汤证为轻，并兼见肢体疼痛等症。因此，三方用药、功用全然不同，正如周扬俊所言："四逆汤全在回阳起见，四逆散全在和解表里起见，当归四逆汤全在养血通脉起见。"（《温热暑疫全书》）

明·许宏《金镜内台方议》当归四逆汤方解说："阴血内虚，则不能荣于脉；阳气外虚，则不能温于四末，故手足厥寒、脉细欲绝也。故用当归为君，以补血；以芍药为臣，辅之而养营气；以桂枝、细辛之苦，以散寒温气为佐；以大枣、甘草之甘为使，而益其中，补其不足；以通草之淡，而通行其脉道与厥也。"

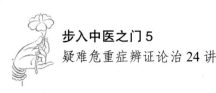

当晚服药后出现不适，电话联系，云服上方出现胸闷、心悸、脉不齐，持续 5 小时，经查，10 剂中药中单包之制附子当作一剂中药，一次性熬了，不想次日足寒大减，又自行在药肆中按每剂 10g 买了附子，加入方中。

现在药店抓药，每将附子另装一袋，并不分装，多让患者煎药时自行分取，不理解者常误将单包之数剂附子作一剂药煎服，而导致中毒。我在临床已碰到数例，当引以为戒。

2010 年 12 月 7 日五诊。畏寒症消，惟气短，夜汗，舌质淡红，苔黄腻，脉沉细。

桂枝 10g，白芍 10g，生姜 3 片，大枣 10 枚，炙甘草 10g，煅龙骨 30g（先煎），煅牡蛎 30g（先煎）。

寒除，夜汗，仍以调和营卫为法。

2011 年 10 月 19 日因感冒就诊，云用上方后病除，近一年身体胜过以前。

病案 2　畏冷汗出不止

这个患者是长沙市某医院一退休女医生，60 岁。

2008 年 5 月 25 日初诊。近 2 个月来，一直周身汗出不止，周身畏冷，以背部最甚，怕风，关节冷痛，不敢进食凉物，心悸气短，舌质淡红，舌体胖大，边有齿痕，脉沉细。

制附子 10g（先煎），鹿角霜 30g（先煎），干姜 6g，桂枝 10g，黄芪 30g，白术 15g，防风 6g，煅龙骨 30g（先煎），煅牡蛎 30g（先煎），浮小麦 15g，麻黄根 10g，炙甘草 10g。7 剂。

辨证思路：背为阳中之阳，督脉行于脊，督脉统领一身诸阳，太阳经脉行于背，太阳为一身之藩篱，寒邪侵袭多首伤太阳阳气。患者畏冷，关节冷痛，以背冷为甚，说明督脉与太阳经脉阳气受损。经云："阳在外，阴之使也；阴在内，阳之守也。"阳气受损，不能固护营阴而使之外泄，是以汗出不止。督脉"其少腹直上者，贯脐中央，上贯心……"督脉阳虚，心失温养，故见心悸气短。故方以制附子、鹿角霜、干姜、桂枝温补督脉阳气，通太阳与心经阳气；煅龙骨、煅牡蛎收敛止汗，兼镇心神；浮小麦、麻黄根敛汗止汗；合玉屏风散益卫固表；炙甘草调和诸药。

2008 年 5 月 31 日二诊。患者说，服上方 1 剂病就十去八九，畏冷明显减轻，关节冷痛消失，汗出止，心悸除，惟气短乏力未见明显好转。舌质淡红，苔薄白，脉沉细。效当守方，上方加白参 10g。

汗止寒减，药中病机，仍有气短乏力，加白参以增强益气作用。

这女医生问了一句，夏日里你怎么敢用附子温性药啊？呵呵，有是证，用是药，很简单的问题。阳虚不能卫外，温阳固表，当双管齐下，虽在炎炎夏日，亦不用考虑"用温远温"。

病案 3　服感康后汗出不止

张某，女，34 岁，教师。

2011 年 3 月 24 日初诊。诉 10 天前不慎受寒而感冒，头痛，恶寒发热，鼻塞，流清涕。自在药肆中购感康（复方氨酚烷胺片）服用，服用 2 次，不想次日汗出热退，头痛、鼻塞症除，但却出现了汗出不止，日需换衣 2～3 次，畏风。曾服中药治疗，未效。视其舌质淡红，苔薄白，诊其脉浮而不数。断为营卫不和，治以调和营卫，投以桂枝汤。

桂枝 10g，生白芍 10g，生姜 3 片，大枣 10 枚，炙甘草 10g。3 剂。

嘱其饮药后进食热粥，覆被休息。未想，二诊时患者告知，服上方 1 剂而汗止。

患者起病由于感寒，症见头痛，恶寒发热，鼻塞，流清涕，可以断定

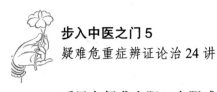

系风寒侵袭太阳，自服感康，热退，头痛、鼻塞症除，却汗出不止。此系汗不得法，因主症仍为汗出恶风，伴舌质淡红，苔薄白，浮而不数，故其仍为太阳中风证，仍以桂枝汤调和营卫，1 剂营卫和而汗止。

《伤寒论》第 20 条 "太阳病，发汗，遂漏不止，其人恶风，小便难，四肢微急，难以屈伸者，桂枝加附子汤主之"，与本证颇相似，都为汗后汗出不止，但二者病机有明显不同。成无己解释说："太阳病，因发汗，遂汗漏不止而恶风者，为阳气不足，因发汗，阳气益虚而皮腠不固也。《内经》曰：膀胱者，州都之官，津液藏焉，气化则能出矣。小便难者，汗出亡津液，阳气虚弱，不能施化。四肢者，诸阳之本也。四肢微急，难以屈伸者，亡阳而津脱也。"故其证为汗出太多，阴阳两伤，表邪未解。治用桂枝加附子汤，以桂枝汤祛风解肌，调和营卫，加附子温经回阳，固阳以摄阴。

病案 4　脑后汗出

陈某，女，59 岁。住长沙通泰街。

2010 年 7 月 23 日初诊。病程 7 年，汗出尤多，以脑后为甚，常如水流，周身畏冷，巅顶冷痛，一年四季如此，喜热饮，舌质淡红，苔薄白，脉沉细。

制附子 10g（先煎），干姜 6g，鹿角霜 15g，熟地黄 20g，山茱萸 10g，怀山药 15g，桂枝 10g，生白芍 10g，煅龙骨、煅牡蛎各 30g，炙甘草 10g，生姜 3 片，大枣 10 枚。7 剂。

2010 年 7 月 29 日二诊。服上方，畏冷好转，汗出几近痊愈，头顶冷痛除，惟头顶畏风，舌质淡红，苔黄腻，脉沉细。

上方加黄芪 20g，白术 10g，防风 10g。7 剂。

2010 年 8 月 6 日三诊。上症明显好转，眵多，舌质淡红，苔薄黄腻，脉沉细无力。予温潜法。

制附子 10g（先煎），干姜 6g，鹿角霜 15g，桂枝 10g，生白芍 10g，炙甘草 10g，生姜 3 片，大枣 10 枚，黄芪 30g，白术 10g，防风 10g，川牛膝 10g，磁石 30g。7 剂。

辨证思路：患者的症状可分为两组，第一组症状为汗出症，汗出尤多，脑后汗出为甚，常如水流，舌苔薄白，脉细。《脉经》说："督脉者，阳脉之海也。"督脉循背脊，上行至巅，与手足三阳经会于大椎。督脉总督诸阳，统摄全身阳气，调节诸阳经气血。督脉别走太阳，沟通项背贯脊膂，能为足太阳充养背阳，而为护外之屏障。脑后风府穴为太阳经与督脉交汇处，故吴鞠通说："督脉总督诸阳，为卫气之根本。"脑后汗出如水流为辨证要点，根据四诊可断为督脉与太阳经阳气不足，卫外不固。

第二组症状为周身畏冷，一年四季如此，喜热饮，舌质淡红，苔薄白，脉沉细。"少阴之为病，脉微细，但欲寐"，其中脉微细说的是少阴阴阳气血不足。少阴阳气亏虚，根据病情的轻重程度不同，可出现脉沉细、脉微细、脉微欲绝等，而其基本要点是沉细无力。此患者脉沉细更兼周身畏冷，一年四季如此，脉证合参，当为肾阳不足，督脉两络于肾，肾阳不足，每每督脉阳气亦亏。

综上所述，当辨证为肾、督脉与太阳经阳气不足，经脉失去温煦，以致经气不利所致。故以附子、干姜、鹿角霜、熟地黄、山茱萸、怀山药温补肾督阳气，合桂枝加龙骨牡蛎汤走太阳经，调和营卫以敛汗。药中病机，故其效桴鼓相应。

病案 5　胸背汗出不止

张某，男，56 岁。

诉因反复发作胸痹心痛，2 个月前在湘雅二医院做冠脉造影检查，发现冠脉狭窄很严重，于是置入三根支架，术后心痛发作缓解，但出现了一个新的问题，2 个月来一直胸背部汗出不止，每日需以数条毛巾衬在衣内，但均湿透，中西医诊治 2 个月而无法解除病症。

2012 年 6 月 7 日首诊。症见胸部、背部、颈部汗出不止，扪之湿冷，伴心悸气短，动则上下气不相续接，周身乏力，舌质淡红，苔薄白，脉沉细无力。断为手术损伤宗气，宗气亏虚，不能司呼吸贯心脉，是故有心悸气短，动则上下气不相续接，周身乏力。宗气虚则卫气亦不足，卫气不足不能固护于外，营阴当随之外泄。故治以升补宗气，调和营卫，方以升陷汤合桂枝汤加减：

白参 10g，生黄芪 30g，升麻 5g，柴胡 5g，桔梗 10g，桂枝 10g，生白芍 10g，生姜 3 片，大枣 10 枚，炙甘草 10g，煅龙骨 30g（先煎），煅牡蛎 30g（先煎）。7 剂。

另以五倍子 100g 打粉，分次陈醋调，敷肚脐。

2012 年 6 月 14 日二诊。诉服上方 2 剂，汗出即止，心悸消失，惟劳则气短。舌质淡红，苔薄白，脉沉细。处方如下：

白参 10g，生黄芪 30g，升麻 5g，柴胡 5g，桔梗 10g。7 剂。

辨证思路：《难经·十四难》说："损其心者，调其营卫。"对于此说，不同的医家理解不同，甚至有医家怀疑调营卫不能治心病。但笔者在多年的临床实践中深感此法对治疗心病极有指导意义。大凡心损之疾，每多心悸气短、上下气不相续接同见，提示心损的病机主要是宗气亏虚。宗气、营气、卫气一源三歧，且宗气聚于胸中，出于上焦。《医旨绪余·宗气营气卫气说》云："宗气者，为言气之宗主也，此气搏于胸中，混混沌沌，人莫得而见其端倪，此其体也。及其行也，肺得之而为呼，肾得之而为吸，**营得之而营于中，卫得之而卫于外。**"宗气虚则在外之卫气亦不足，以致营卫不和，卫外不固，**常有营阴外泄**，每致心胸汗出不止。故有"汗为心之液"之说。凡心气虚，胸部汗出不止者，笔者常以升陷汤合桂枝加龙骨牡蛎汤治疗，多能随手取效。

以五倍子敷肚脐，此法来源于明·龚信《古今医鉴》中所介绍的简便方。"用五倍子为末，**津唾调填满脐中，以绢帛缚定，一宿即止。**或加枯矾末，尤妙。"此法在临床使用，对于虚证汗出患者，经反复验证，疗效十分可靠，颇可汲取。

病案 6　脱影

骆某，男，50 岁。

2011 年 2 月 26 日初诊。盗汗 20 天，起则床上有人形汗影，口干，喜冷饮，舌质红，苔黄腻。

当归 15g，生黄芪 20g，黄连 6g，黄柏 6g，黄芩 10g，生地黄 15g，浮小麦 10g，麻黄根 10g，煅龙骨 30g（先煎），煅牡蛎 30g（先煎）。5 剂。

舌质红，苔黄腻，喜冷饮，内热证无疑，故方以当归六黄汤清热泻火，浮小麦、麻黄根、煅龙骨、煅牡蛎收敛止汗。湖南地气潮湿，腻苔十分常见，常人也有之。腻苔主痰湿，方中"三黄"本有燥湿之效，故不另加燥湿之品。

2011 年 3 月 3 日二诊。汗已止，喉痒则咳，无痰，舌质红，苔黄腻，脉浮。

当归 15g，黄连 6g，黄柏 6g，黄芩 10g，浮小麦 10g，麻黄根 10g，前胡 10g，牛蒡子 10g，桔梗 10g，薄荷 10g，诃子 10g，紫苏花 10g。5 剂。

药毕诸症若失。

辨证思路：盗汗，多属虚劳之症，尤以阴虚者多见。一般认为阳虚则自汗，阴虚则盗汗，但亦不尽然，《景岳全书·汗证》指出："自汗、盗汗

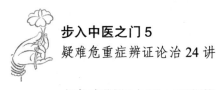

亦各有阴阳之证，不得谓自汗必属阳虚，盗汗必属阴虚。"其说与临床极为符合。下面说说我对当归六黄汤治疗盗汗的看法。

当归六黄汤是金元四大家之一的李东垣创制的一首名方，载于其所著的《兰室秘藏》一书中，称其为"治盗汗之圣药"，主治阴虚火旺所致的盗汗。方中当归养血，生熟地黄滋阴，三味养血补阴，从本而治；再用黄芩清上焦火，黄连清中焦火，黄柏泻下焦火，使虚火得降，阴血安宁，不致外走为汗；又倍用黄芪，固已虚之表，安未定之阴。全方六味，以补阴为主，佐以泻火之药，阴血安定，盗汗自止。故《兰室秘藏》称其为"盗汗之圣药"。

其实该方不仅用于阴虚火旺的盗汗症，亦可用于实热内盛、蒸津外泄的自汗、盗汗症。何也？方中"三黄"苦寒清三焦之火，三黄在苦寒清热药中力量很大，所以清实火之力很强。《素问·举痛论》说："炅则腠理开，荣卫通，汗大泄，故气泄。"火热迫津外泄，不仅伤阴，亦可耗气，常致气阴两亏，方中当归、二地正好滋阴，而黄芪则能益气。因此，对于热盛蒸津外泄之久汗也有良好的效果。

病案 7　餐后汗出

某女，年 40。每餐后汗出如雨，浸湿衣衫，纳食可，二便正常，舌质淡红，苔薄白，脉沉。

木香 6g，砂仁 4g（后下），党参 10g，白术 15g，云茯苓 10g，浮小麦 10g，麻黄根 10g，炙甘草 10g。

2 剂而汗止。

辨证思路：餐后汗出，常系脾气亏虚，水谷不得化，停滞胃中，郁蒸津液而为汗。故方以四君子汤益气健脾，加木香、砂仁理气和胃，浮小麦、麻黄根敛汗。

病案 8　腹泻汗出

胡某，女，23 岁。湖南永州人。

2011 年 4 月 23 日初诊。长期以来腹泻，受凉则甚，食冷则便溏，胃脘不适，畏风，入夜则盗汗，湿透衣衫，劳则自汗，舌质淡红，苔薄白，脉沉细。

白参 10g，干姜 10g，制附子 10g（先煎），白术 10g，桂枝 10g，白芍 10g，煅龙骨 30g，煅牡蛎 30g，生姜 3 片，大枣 10 枚，黄芪 30g，防风 10g。7 剂。

2011 年 4 月 30 日二诊。服上方，腹泻止，汗出减少，精神好转，舌质淡红，苔薄白。守上方 7 剂。

2011 年 5 月 12 日三诊。腹泻未发，汗出止，惟天热甚有少量汗出。予附子理中丸。

辨证思路：长期以来腹泻，受凉则甚，食冷则便溏，胃脘不适，根据中医理论辨证，属典型的脾胃虚寒，不能健运，水谷不化则腹泻。营卫出中焦，中焦虚寒，每致卫阳不足，"卫气……温分肉，充皮肤，肥腠理，司开合"，卫阳虚则不能固表，营阴不能内守，故汗出。故方以附子理中丸温中健脾，补虚散寒；桂枝加龙骨牡蛎汤调和营卫，固表止汗；玉屏风散益气固表。

病案 9　胁下汗出

章某，男，46 岁。

2007 年 7 月 3 日初诊。形体肥胖，去年自立春开始至夏，两胁肋部白天汗出不止，日需换衣数次，入夏尤甚，擦汗毛巾不离手，入睡则颈部以下汗出，浸湿衣被。自立秋后汗出，至冬自止。今年病发同去年。不畏风，口干，纳可，寐尚安，小便不畅，时时欲解，大便正常，舌质红，苔黄腻，

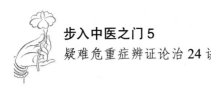

脉滑。既往有高血压病、前列腺炎病史。龙胆泻肝汤加生牡蛎 30g 益阴潜肝阳，麻黄根、浮小麦各 10g 敛汗，8 剂而症除。

辨证思路：患者病症特点与季节有某些关系，自立春始，阳气开始上升，而立秋至，阳气开始下潜。在人体肝与春季相应，肝以伸为用，肝阳当以舒发为顺，若肝阳郁于体内，不能舒发，必蒸津外泄，而其病则显现在肝经，肝经布胁肋，故出现两胁肋部白天汗出不止，入夏阳气尤旺，故夏日病尤重。入夜阳入于阴，阳加于阴，更加覆被，阳气被郁，阳蒸阴外泄，故入睡则颈部以下汗出，浸湿衣被。兼见口干，小便不畅，舌质红，苔黄腻，脉滑，为湿热内阻之象，病在胁肋部，春季而发，皆在肝胆，故用龙胆泻肝汤加减清泻肝经实热。

此类汗证，实不多见。

病案 10　黄汗

刘某，女，54 岁。

黄汗浸衣 5 年，口干口苦，小便黄，大便结，喜冷饮，右肩臂胀痛，乳上有条索状韧性硬块，舌质红，苔薄黄，脉细。龙胆泻肝汤加制大黄 6g，茵陈 10g，薏苡仁 30g，浮小麦 10g。7 剂。药毕汗止。

辨证思路：肩臂胀痛病在少阳气血不和；乳上条索状韧性硬块为厥阴经气血郁结；黄汗浸衣，口干口苦，小便黄，大便结，为实热内蕴之明征，故以龙胆泻肝汤加减清泻肝胆实热。

病案 11　胸痹汗出

廖某，男，69 岁。住院号：72555。

反复阵发性胸闷气促 10 年，汗出不止 5 天，于 2009 年 4 月 22 日入院，入院诊断：冠心病心绞痛，原发性高血压（2 级，高危）。西药予以左旋氨氯地平、倍他乐克、肠溶阿司匹林、单硝酸异山梨酯，静脉滴注血塞通注射液。治疗 2 日，病情无明显改善。

2009 年 4 月 24 日初诊。畏寒尤甚，时至 4 月底，仍厚衣，阴囊以上部位汗出不止，头汗尤甚，整日如水洗，心悸，口和不渴，舌质淡嫩，边有齿痕，脉沉细无力。断为阳气亏虚，卫外不固。

制附子 10g（先煎），桂枝 10g，白芍 10g，生黄芪 30g，防风 10g，白术 10g，浮小麦 10g，麻黄根 10g，云茯苓 30g，煅龙骨 30g（先煎），煅牡蛎 30g（先煎）。5 剂。

这个患者虽有冠心病、高血压宿疾，但其入院的的主症系汗出不止，并无胸痹之胸闷气促证候，治疗当从汗证入手。畏寒尤甚，时至 4 月底，仍厚衣，口和不渴，舌质淡嫩，边有齿痕，脉沉细无力，说明其人阳气亏虚尤甚，阳虚卫外不固，营阴难以内守则汗出不止，故以桂枝加附子汤温阳助表，调和营卫，合玉屏风散益气固卫，浮小麦、麻黄根、煅龙骨、煅牡蛎收敛止汗。加大剂量云茯苓可能难以理解，因大剂量云茯苓对于心气虚汗出者尤为有效。

2009 年 4 月 30 日二诊。汗出基本已止，动甚仍有少量汗出。仍畏寒，舌质淡嫩，脉沉细。效不更方，上方加太子参 15g 再进。

病案 12　肺胀汗出

胡某，男，71 岁。住院号：72427。

因反复咳嗽咳痰 10 年，再发加重 5 天，于 2009 年 4 月 21 日入院，诊为慢性支气管炎急性发作、肺气肿。入院时症见：咳嗽喘息，咳白色泡沫痰，畏寒，时至南方 4 月，仍厚衣棉袄，全身出冷汗，日湿衣、换衣数次，口干喜热饮，腹中热，大便秘结，小便可，双下肢水肿，双下肺可闻及干湿啰音、哮鸣音，舌质淡红，苔白腻，脉沉细。

4 月 22 日初诊。西药已用头孢替唑抗炎，氨茶碱缓解支气管痉挛。中药该怎么处方呢？首先要作病机分析，患者有四组症状：一是咳喘，吐白色泡沫痰；二是恶风寒，汗出；三是便秘；四是水肿。症虽复杂，然其病机并不复杂。畏寒，喜热饮，舌质淡红，苔白腻，脉沉细，提示患者存在阳气亏损，进一步综合分析，我们可以发现阳虚是四组症状共同的病机。咳喘，吐白色泡沫痰，系肺阳虚，寒饮伏肺；恶风寒，汗出，系卫阳不足，营阴不能内守；便秘，乃阳虚不能推动，肠道蠕动无力；水肿，系阳虚不能化气行水，肺气不降，不能通调水道所致。

中医分层而治，先解决汗出、便秘。久汗必更伤阳气、阴液，正气耗损，则无力抗邪，病难逆转。便秘不除，腑气不通，肺气不降，喘咳势难缓解。辨证属阳气亏虚，卫外不固，汗出过多；阴液耗损，肠道不润。治以温阳固表，润肠通便。**卫表不固，营卫不和，漏汗不止，以致阴阳两伤，首选方为《伤寒论》桂枝加附子汤**；而老年人肾阳虚便秘，首选方为济川煎，该方中肉苁蓉、怀牛膝不仅有温肾阳作用，同时也能益肾精，对于阳虚兼有津亏之便秘用之尤为合拍。故方以桂枝加附子汤合济川煎化裁。患者卫阳不足，伍以玉屏风散益卫阳固表，加五味子、浮小麦、麻黄根敛汗止汗。用方如下：

桂枝 10g，白芍 10g，制附子 10g（先煎），生黄芪 30g，防风 10g，白术 10g，肉苁蓉 20g，当归 20g，怀牛膝 20g，升麻 3g，枳实 10g，五味子 10g，浮小麦 10g，麻黄根 10g。5 剂。

4 月 27 日二诊。汗止，便通，仍畏寒，咳喘，咳白色泡沫痰，下肢水肿，肺部哮鸣音消失，舌质淡红，苔薄白，脉沉细。治以温阳化饮，降气平喘，利水消肿。

制附子 10g（先煎），生黄芪 30g，桂枝 10g，云茯苓 30g，干姜 6g，五味子 10g，细辛 3g，川石斛 10g，紫苏子 10g，莱菔子 10g，白芥子 10g，大腹皮 10g，生姜皮 10g。7 剂。

7 剂毕，喘平咳止肿消。

汗止乃营卫得和，便通腑气得降。患者主症转为畏寒，咳喘，咳白色泡沫痰，下肢水肿，结合舌脉，证属肺阳虚，寒饮伏肺。故当前治疗的重点是温肺散寒，降气平喘。温肺化饮方用苓甘五味姜辛汤，方以干姜为君，既温肺散寒以化饮，又温运脾阳以化湿。臣以细辛，取其辛散之性，助干姜温肺散寒化饮之力；复以茯苓健脾渗湿，化饮利水，一以导水饮之邪从小便而去，一以杜绝生饮之源，合干姜温化渗利，健脾助运。为防干姜、细辛耗伤肺气，又佐以五味子敛肺止咳，与干姜、细辛相伍，一温一散一敛，使散不伤正，敛不留邪，且能调节肺司开合之职，为仲景用以温肺化饮的常用组合。合三子养亲汤降气平喘，加大腹皮、生姜皮利水消肿。方中附子配桂枝，一则附子可以温肺阳，二则桂枝配茯苓可温阳化饮，盖"病痰饮者，当以温药和之"，且附、桂合用可温阳化饮祛寒痰，通阳化气，利尿消肿。

病案 13　心悸胸汗

吴某，女，63 岁。住院号：571145。

患者诉反复发作胸闷，活动后气促 3 个月，加重 2 天入院。3 个月前无明显诱因常发胸闷，活动后气促，未予重视，曾在门诊服中药治疗。2007 年 12 月 8 日晚突发心慌心悸加剧，急送我院急诊，经治疗好转回家。10 日凌晨 2 时再次发作心悸，入院求治。既往有高血压病史，血压最高 150/80mmHg。

入院后动态心电图检查：①窦性心律不齐，阵发窦缓（休息、睡眠），阵发窦速（活动）；②多发性室上性早搏伴室内差异性传导，可见二联律、间位型；偶发房性早搏，房性短阵速。入院后经静脉滴注单硝酸异山梨酯、丹参粉针、生脉注射液，口服美托洛尔、慢心律、贝那普利等，多发性室性早搏明显控制，但患者仍感心悸心慌难以忍受，难以缓解。

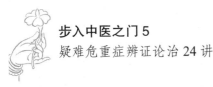
12 月 17 日初诊。诉精神差，心慌气短，胸部汗出，入夜尤甚，常浸湿衣衫，失眠，晨起口干口苦，舌质淡红，苔薄白，脉沉细。心率 75 次/分，律齐。

临床上常常碰到这种情况，客观体征消失，但患者的自我症状就是存在，用西药常很难下手，这时候中医就可以有文章做了。该如何辨证呢？首先还是要分析病机。患者精神差，心慌气短，舌质淡红，苔薄白，脉沉细，为心气亏虚。"汗为心之液"，心气亏虚，营阴不能内守，胸为心之府，故见胸部汗出。入夜为阴主时，夜间汗出为甚，说明不仅心气虚，心阳亦不足也，故治当辛甘温以复心阳，益心气。心主神，心之气阳亏虚，心神失养，故见失眠。故方以桂枝加龙骨牡蛎汤，辛甘温阳，养心安神，加甘温之黄芪益心气，远志宁心，佐茯苓敛心汗，浮小麦、麻黄根则为止汗常用之品。《伤寒论》说："少阳之为病，口苦，咽干，目眩也"，又云"但见一症即是，不必悉具"，晨起口干苦，为定时之见症，故加柴胡、黄芩和少阳之气。开方如下：

黄芪 30g，茯苓 30g，远志 10g，桂枝 10g，白芍 10g，甘草 10g，生龙骨 30g（先煎），生牡蛎 30g（先煎），黄芩 10g，柴胡 10g，浮小麦 30g，麻黄根 10g。7 剂。

12 月 25 日二诊。诉心悸大减，睡眠好转，入夜可安睡 4 小时以上，出汗明显减少，精神好转，二便正常。效不更方，前方改茯苓为茯神 15g 以益心安神，加丹参 15g 养血安神。7 剂。

2008 年 1 月 1 日三诊。诉昨晚头晕乏力，气向下坠（呼吸时上下气不相续接），汗出加重，夜尿频，畏风，二便正常，舌质淡红，苔薄白，脉沉细。改以升陷汤合桂枝汤加减：

黄芪 30g，党参 15g，升麻 3g，柴胡 5g，白术 10g，桑叶 10g，浮小麦 10g，益智仁 10g，防风 6g，桂枝 10g，生白芍 10g，麻黄根 10g，煅龙骨 30g（先煎），煅牡蛎 30g（先煎）。3 剂。

心系疾病患者，常常病症变化较快，当药随证转。患者头晕乏力，气向下坠（呼吸时上下气不相续接），脉沉细，为清气有下陷之势，故用黄芪、党参、升麻、柴胡益气升阳。仍汗出恶风，故以桂枝汤调和营卫。加龙骨、牡蛎、浮小麦、麻黄根、桑叶敛汗止汗。卫表虚，不耐风袭，故合玉屏风散益气固表。夜尿频，加益智仁温阳缩尿。

1 月 4 日四诊。头晕乏力，气向下坠感消失，无胸闷、心悸，汗出大为减轻，畏风，晨起口干口苦、咽干、干呕，舌质淡红，苔薄白，脉小弦。

柴胡 10g，黄芩 10g，党参 15g，法半夏 10g，桂枝 10g，白芍 10g，生姜 3 片，大枣 10 枚，浮小麦 10g，煅牡蛎 30g（先煎）。3 剂。

头晕乏力、气向下坠感消失，益气已然获效。《伤寒论》说："少阳之为病，口苦，咽干，目眩也。"晨起口干口苦、咽干、干呕，说明少阳经气不利。**用伤寒方，众多医家主张方证对应的用法**，诸如汗出恶风用桂枝汤，心动悸脉结代用炙甘草汤等。临床实践证明，伤寒方，只要方证相符，用之无不疗效卓著。汗出虽减，仍有轻度恶风，故仍合桂枝加龙骨牡蛎汤调和营卫，敛汗止汗。

1 月 7 日五诊。服前方，睡时偶有每夜一次少量汗出，余已无明显不适。效不更方，前方稍损再进。

柴胡 10g，黄芩 10g，党参 15g，法半夏 10g，桂枝 10g，白芍 10g，浮小麦 10g，煅牡蛎 30g（先煎）。5 剂。

1 月 11 日，汗出止，无明显不适，予以出院。

第18讲　口腔溃疡虽小病，若想治愈实不易

复发性口疮是一种常见口腔病。《内经》首次记载"口疮"，《素问·气交变大论》曰："岁金不及，炎火乃行……民病口疮，甚则心痛。"首次指出火、热是其发病的基本因素。对此发病机制，历代医家有进一步认识。《诸病源候论》曰："足太阴，脾之经也，脾气通于口，腑脏热盛，热乘心脾，气冲于口与舌，故令口舌生疮也。"《圣济总录》记载："口疮者，由心脾有热，气冲上焦，熏发口舌，故作疮也。"指出了口疮与心脾积热有关系。《圣济总录》还指出："又有胃气弱，谷气少，虚阳上发而为口疮者。"朱丹溪说："口疮，服凉药不愈者，因中焦土虚"，认为其发病与脾胃虚弱有关。《医学摘萃》云："土者，水火之中气，水泛于土则湿生，火郁于土则热作，湿热熏蒸则口气腐秽而臭恶。"明清医家如张景岳、龚廷贤、喻嘉言、沈金鳌等应用甘温治法取效的记载也屡见不鲜。《薛立斋医案》选录口疮治验十三则，所用药均偏于甘温，慎于苦寒。明代《寿世保元》将本病分虚实辨治，实证宜清胃泻火汤，中焦虚寒用附子理中汤，下焦阴火六味丸主之。

中医认为该病发病多由情志过极，五志化火，心火上炎所致；或由情志不遂，肝气郁结，心脾积热，导致火热熏蒸而致；或由肝气不疏，木郁克土，肝郁脾虚所致；或由饮食不当，肺胃蕴热，上熏于口；或由暴饮暴食，伤及脾胃，健运失司，湿热内蕴，熏蒸于口；或由湿热伤阴，虚火上浮所致；或由劳倦过度，病程日久，耗气伤阴。此病反复迁延，阴病及阳，易致脾肾阳虚。

下面看几则医案。

病案 1　经行口腔溃疡（肝郁化火上逆）

某女，35 岁，冷水江市人。

2008 年 10 月 6 日初诊。口腔溃疡，反复发作 2 年余，久治不效。每发于行经时，经行色暗，行经前乳胀，喜冷饮，口臭，舌质红，苔薄白，脉小弦。

川牛膝 20g，黄连 6g，川楝子 10g，柴胡 10g，枳实 10g，生白芍 20g，牡丹皮 10g，生栀子 10g，赭石 30g（先煎），当归 20g，薄荷 6g，人中黄 10g，香附 6g。

2009 年 7 月 23 日因他病就诊，言服上方毕病愈，未再复发。

辨证思路：经行口腔溃疡，医籍中记载的并不多，临床上如不能把握其治疗肯綮，往往事倍功半。其发病每每与足厥阴肝经有密切关系。妇人以肝为先天之本，肝藏血，下注血海，调节经血。若肝经气血不畅，常常导致痛经、闭经、月经衍期、经前乳胀等症，如若肝气郁结、化火上逆则可见经行头痛，上逆之火灼伤脉络则吐血、咳血、乳衄等症亦颇为常见。"肝足厥阴之脉……其支者，从目系下颊里，环唇内"，故上逆之火亦可致口舌溃疡。

本案患者经行色暗，行经前乳胀，提示肝气郁结，气滞血瘀。喜冷饮，口臭，舌质红，则为肝郁化火之佐证。故其病机当为肝气郁结，血瘀化火，循肝经上逆，灼伤口腔之络，发为溃疡。其治当疏肝理气，化瘀清火，故方选逍遥散疏肝理气和血，黄连、川楝子、人中黄清泻肝火，川牛膝引火下行，赭石质重以镇肝之逆气，性寒清血中之热，使肝之上逆之火得以下潜，不再上逆为患。

肝火上逆可致溃疡，然肝火上逆常可兼他经之热而发病，接着看下案。

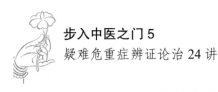

病案 2　口腔溃疡（肝脾心热上逆）

易某，女，38 岁。

2011 年 7 月 21 日初诊。反复发作口腔溃疡年余，此次发作已久不愈，上唇、舌边尖溃破，疼痛难忍，口苦口干，小便黄，舌质红，苔黄腻，脉弦。从肝脾心经热治。

柴胡 10g，黄芩 10g，生栀子 10g，生石膏 30g，生地黄 15g，车前子 10g，当归 10g，人中黄 10g，淡竹叶 10g。7 剂。

2011 年 7 月 29 日复诊。诉服上方第二剂痛大减，第三剂溃疡愈，但仍口苦，小便黄。上方去生石膏，加龙胆草 10g。7 剂。

唇为脾之窍，心开窍于舌，故上唇、舌尖之溃疡，当责之心脾之火。舌边尖溃破，疼痛难忍，口苦口干，小便黄，舌质红，苔黄腻，脉弦，肝火上逆之明征矣。故方以龙胆泻肝汤清泻肝火，生栀子、生石膏泻脾热，人中黄、淡竹叶祛心经之火。全方肝、脾、胃经用药无遗，药证相符，故病能愈。

口腔溃疡，不仅实火可致病，虚火上浮亦能使然，接着看下案。

病案 3　口腔溃疡（阳虚不潜，浮火上游）

张某，男，70 岁。

2009 年 4 月 20 日初诊。口腔颊部溃疡，2 个月不愈，局部不红不肿，口干口苦，入夜尤甚。服牛黄解毒丸即腹部不适、腹泻。舌质淡嫩，苔薄黄，脉弦。用祝氏温潜法。

白参 5g，生地黄 15g，麦冬 15g，黄柏 10g，砂仁 6g，炙甘草 10g，肉桂 0.5g（吞服），制附子 3g，磁石 30g。5 剂。

2009 年 5 月 14 日因感冒又诊，言服上方 2 剂，病即除。

《素问·阴阳应象大论》说："年四十而阴气自半也，起居衰矣。"说的是随着年龄的增长，肾之阴精会逐渐亏虚。口干口苦，入夜尤甚，提示患者存在真阴不足。患者口腔颊部溃疡，局部不红不肿，服牛黄解毒丸即腹部不适、腹泻，提示患者存在明显的阳虚，非实火上冲所致溃疡，而系阳虚虚火浮游于上为患。故方以三才汤益真阴，封髓丹坚肾阴，温纳肾阳，佐小剂附、桂配磁石潜阳入肾，引火归原。

病案 4　顽固性舌质溃疡（心火上炎）

某女，70 岁。

近一年来，反复发作舌质溃疡，口干喜冷饮，大便时干结，稍进辛辣则溃疡必复发，同时伴有失眠多梦，舌质红，苔薄白，脉小弦。

生地黄 20g，川木通 6g，淡竹叶 10g，人中黄 10g，生栀子 6g，制大黄 10g。7 剂。

半年后，陪其夫诊病，言自用上药后舌质溃疡未再复发，嘱其清淡饮食，勿药，授五谷为养法。

心开窍于舌，心火上炎，可见舌质溃疡。心主藏神，心火旺，心神被扰，故有失眠多梦。"阴之所生，本在五味，阴之五宫，伤在五味。"辛味入心，辛助火，故食辛则病发。心与小肠相表里，病有实邪，当予邪以出路，故以导赤散加生栀子清心火，利小便，使心火从小便而出。大便时干结，除心经有火外，尚兼阳明有热，故佐大黄通阳明之腑，泻火以外出。

导赤散中有生甘草，方中改甘草为人中黄。人中黄，为甘草末置竹筒内，于人粪坑中浸渍后的制成品，具有清热、凉血、解毒之功，其清心火之力大于生甘草。我每于心火旺病证用导赤散时，多以人中黄代甘草，其效更优。

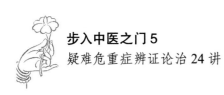

病案 5　顽固性口唇、舌质溃疡（脾胃伏火）

周某，男，52 岁，干部。湖南郴州人。

多有应酬，饮酒频繁，反复发作口腔溃疡年余，久治而不愈。

2012 年 6 月 25 日就诊。诉口腔溃疡反复发作年余，进食辛辣、热水则痛苦异常。刻诊：上下口唇可见三处溃疡面，舌面、舌两边各见一溃疡面，均大约 0.5cm×0.5cm，呈黄白色，口干，大便干燥，小便黄，舌质红，苔黄。断为脾胃伏热，方以泻黄汤合清胃散加减：

藿香叶 10g，山栀子 10g，生石膏 30g，人中黄 10g，防风 10g，生地黄 15g，牡丹皮 10g，黄连 6g，升麻 10g，川牛膝 15g。

《诸病源候论》说："足太阴，脾之经也，脾气通于口，腑脏热盛，热乘心脾，气冲于口与舌，故令口舌生疮也""脾胃有热，气发于唇，则唇生疮。"故我在临床见口唇溃疡每从脾胃入手治疗，屡屡取效。

脾属中土，其色为黄，开窍于口，其华在唇四白，脾火亢盛，则口疮、烦渴诸症由生。泻黄散为脾胃蕴热而设，既清泻脾中伏热，又振复脾胃气机，虽名"泻黄"，而佐以风药防风，是散火即所以泻火。立此方者，可谓深得《内经》"火郁发之"之妙旨。服本方可使脾火清泻而正气无伤，诸症得愈。泻黄，即泻脾经之热，故名"泻黄"。合清胃散清阳明胃火，方中苦寒与升散相伍，黄连苦寒泻胃火，得升麻之升散则泻火而无凉遏之弊；升麻清胃解毒，升散郁遏之伏火，得黄连苦寒沉降相制，则散火而无升焰之虞。二药相配，使上炎之火得散，内郁之热得降。方中生地黄、牡丹皮清热凉血，更伍以川牛膝引火下行，故能药后则效。

第19讲 治病必须明体质，因人施治不可忘

凡人禀赋皆有不同，又受到后天环境、生活条件、饮食习惯、疾病、工作及七情影响，导致人的体质有非常大的差异，在临床上处方用药应充分考虑体质因素，避免出现辨证施治的差误。

下面从几个治疗失误的实例说说体质对辨证用药的影响。

病案1 服天麻钩藤饮致腹泻

某患，女，65岁。

因突发右侧肢体活动不遂入院，经检查诊断为腔隙性脑梗死。医者予常规西药治疗后，同时开了一张中药处方——天麻钩藤饮。不料，患者服药后出现全身乏力，大便不能自控，只要一咳嗽大便就遗出，便质稀溏，越三日，病情加重。家属很有意见。

我查其病历，并无口干口苦、面赤头痛等肝阳上亢症状。问其素往情况，说只要一吃凉物就腹泻，结合其乏力气短，纳差，舌质淡，苔薄白，脉沉细，断为脾胃阳气虚弱。其发偏瘫，气虚血瘀为主要病机。

先以补中益气汤加石榴皮、赤石脂，2剂而泻止。后以补阳还五汤加鸡血藤、活血藤，15剂，病情临床痊愈而出院。

这个住院患者服用天麻钩藤饮为什么会出现腹泻？其失有二，一是未对过去饮食对身体的影响进行问诊，患者素往只要一吃凉物就腹泻，说明存在脾胃阳虚的体质。天麻钩藤饮全方性偏凉，寒凉入胃，岂不更伤其阳？！我辨寒热时必问两句，一是进寒凉饮食如何？二是进辛辣之品上火吗（出现口腔溃疡、牙龈肿痛等症状）？这两问基本上可弄清患者的寒热

体质。若系不耐寒凉之体质（阳虚），即使是实热证，使用清热药亦须少佐温药，或热清及时转方。若系不能进食辛辣之体质（阴虚或阳亢），即使是虚寒证，用温药时亦须少用益阴之品，谨防温而伤阴。此系我临证多年之心得。

此案第二点失误是辨证不准，患者右侧肢体活动不遂，结合其乏力气短、纳差、舌质淡、苔薄白、脉沉细，并无口干口苦、面赤头痛等肝阳上亢症状，当断为气虚血瘀证。辨证不准，立法就偏，当然就祸不旋踵了。

现在很多青中年中医，不在中医基础上下功夫，满脑子都是西医病名，病名诊断清楚了，脑子里就蹦出一方，根本就不注重辨证需要的四诊要素的诊察，全是套方，所以中医的疗效不为患者认可也就情有可原了。

此案初始之败，败在不明体质，复因不讲辨证，按图索骥使用套方。素体脾胃气阳虚衰，再予天麻钩藤饮，必更伤脾胃阳气，故有大便溏而不能自控。

《留香馆医话》说："医者意也，凡治一病，对于天时之寒暖，人事之劳逸、体格之强弱、年龄之老少，**病前之饮食起居**，平素之有无宿恙，一一皆当推究，以意融会之……自有的对之方，得于心应于手。"

病案 2　过用寒凉导致泄泻

某女，70 岁。

高热，畏风，咳嗽，胸闷气促 2 天入院。入院时症见：高热，胸闷，咳吐大量黄稠痰。双下肺可闻及干湿啰音，胸片提示双下肺支气管肺炎。舌质红，苔黄腻，脉滑数。查房毕，诊为风寒外束，痰热蕴肺，方以麻杏石甘汤加减。西药予阿奇霉素静脉滴注。

生麻黄 10g，生石膏 60g，杏仁 10g，炙甘草 10g，前胡 10g，芦根 20g。1 剂。

次日晨问管床医师，曰热退，咳减。问其转方，曰效不更方，又开了

2 剂。我曰必腹泻。果不其然，再进 1 剂，至晚 8 时，腹泻水样便 4 次。嘱其停药，重开一方，急煎再服。

生黄芪 30g，党参 15g，葛根 30g，白术 10g，茯苓 15g，焦山楂 30g，石榴皮 15g。1 剂。

次日再诊，曰 22 时服药，24 时泻止。遂更方于下：

党参 15g，白术 10g，云茯苓 15g，薏苡仁 30g，芦根 20g，冬瓜子 10g，前胡 10g，桔梗 10g，炙甘草 10g。

中西医并治 1 周，病情痊愈出院。

高热，畏风，胸闷，咳吐大量黄稠痰，舌质红，苔黄腻，脉滑数，正为风寒外束，痰热内蕴，麻杏石甘汤本为正法，何以热退再进而出现腹泻呢？这就与患者的体质有关。我敢断言其腹泻，是因此患者素有胸痹，在我处长期诊治，屡次用方均以温阳为主，说明其体质系素体阳虚。热邪即除，当中病即止，用药过剂，必伤其已亏之阳。看看《删补名医方论》关于麻杏石甘汤的方解，我们便能了解一个梗概，柯琴说：**"石膏为清火之重剂，青龙、白虎皆赖以建功，然用之不当，适足以招祸。**故青龙以无汗烦躁，得姜、桂以宣卫外之阳也；白虎以有汗烦渴，须粳米以存胃中之液也。此但热无寒，故不用姜、桂，喘不在胃而在肺，故不须粳米。其意重在存阴，不必虑其亡阳也，故于麻黄汤去桂枝之监制，取麻黄之专开，杏仁之降，甘草之和，倍石膏之大寒，除内外之实热，斯溱溱汗出，而内外之烦热与喘悉除矣。"患者是阳虚体质，热邪已退，大寒之品即当随之而减，继用必伤脾胃之阳，因而出现腹泻。急以健脾收敛而泻止，遂用四君子汤顾护脾胃，以千金苇茎汤甘寒清肺热，祛邪扶正，两面兼顾，终获痊愈。然其中用药之失误，实乃一教训耳！

有关用大剂石膏失误的病例，我在《步入中医之门 1》中说到过一心

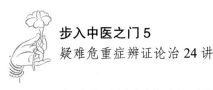

衰重症过用大剂石膏而致亡阳的病例，其中教训实在是深刻。

作为医者，了解病情时应尽可能查阅患者既往诊病用药之方，这些往往对我们组方用药很有借鉴作用，如同《十问歌》所言："九问旧病十问因，再兼服药参机变。"清·杨旦升《杨氏提纲·切脉归箴》曰："**诊视既毕，务在问病原，审前剂**"，就是要务必审视前面医生所用方剂，以为自己用药的参考。

病案3　过用重镇导致休克

再说一个病例，20 多年了，到现在我还记忆犹新！

当时我毕业不久，在农村工作。有一天傍晚，一位老年男性，70 余岁，被搀扶进我的诊室。进来的时候，两腿发颤，步态不稳，一测血压，260/140mmHg，问问症状，就是典型的肝阳上亢。这样的血压，一般要用静脉降压药，这患者不同意，很固执，连一片口服的西药也不愿意吃，只要求吃中药。那个年代很多老人信中医。怎么办？那就开中药吧，一剂建瓴汤。这方子出自张锡纯的《医学衷中参西录》，由生山药、怀牛膝、生赭石、生龙骨、生牡蛎、生怀地黄、生白芍、柏子仁等组成，最大的特点是用药量大。我为什么选这方？就是取其量大力宏，怕患者中风，想早点降下血压，所以每样药都开了 30g 以上，效果怎么样？我和大家说，第二天这患者被抬进了医院，一测血压，只有 90/60mmHg，这血压降得太多了点，怎么办？只好扩容，其后患者很快稳定下来。

这是一个典型的用大剂量强行镇肝潜阳的误案，为什么失误？这老人年老体衰，不能耐受过于攻伐，所谓矫枉过正了！为什么会出现类似失误？我那时才毕业，临床经验少，初生牛犊不怕虎啊，听说中药有"量大力宏""重症用重剂"之说，所以孟浪地大剂量用药，差点误人性命！王堉在《醉花窗医案》中曰："**药之为物，非五谷平和之气，利此则害彼，医士用之不当，必有诛伐无过之虑。**"信不诬矣！

治病当明人之体质，不可孟浪使用大剂，凡产后血虚、久病气虚、年高体弱，用药尤当注意！

病案 4　黄芪误为黄芩致病情反复

一老人，70 岁，患呃逆入住我科，住院 3 天，管床医师没给他开中药，老人怒说："我病呃逆半载，尽用西药无效，求中医而来，为什么不让我吃中药，给我办出院！"此现代中医院年轻中医之弊病，信西学而轻根本！此国学衰败之根源也！

我安慰说：我给你开方。老人怒气稍平。诊之，呃逆频频，一刻不止，其声低沉。视其舌质淡嫩，苔薄白，脉沉细。当为气阳虚，寒邪客于胃脘。问喜饮热汤否？饮冷即胃痛。问之有何规律？劳则发。遂处方如下：

香附 10g，高良姜 10g，生黄芪 30g，白参 6g，丁香 5g，柿蒂 10g，枇杷叶 10g，刀豆子 15g，炙甘草 10g。5 剂。

服方 1 剂，老人喜告呃止。

6 日后老人告我，昨日又开 5 剂，服 1 剂，呃又发！思之不解，索病历，查其方，哭笑不得。原方未动，只将黄芪错抄成黄芩！寒热相反，一味之差，差之千里。弃其药，加附子 5g，呃又止。遂出院，跟踪月余，未再发。

此案原发在"环球中医网"，是好几年前的事了，该网关闭，幸有学友转载，得以保存。

患者呃逆半年，饮冷即胃痛，劳则发，呃逆频频，一刻不止，其声低沉。舌质淡嫩，苔薄白，脉沉细。可以明确断为脾胃虚寒，胃气上逆。方以良附丸温散胃寒，参、芪健脾益气，丁香、柿蒂、枇杷叶、刀豆子和胃降逆止呃，方药对证，已取良效。然续方时，一味药之误，病又反复，可见体质因素对药物反应的影响，临床能不慎乎！

第 20 讲　诸般心疾多难医，升固宗气常效奇

《内经》说："心者……其充在血脉""心之合脉也""心主身之血脉""……心动则五脏六腑皆摇，摇则宗脉感……"说明血脉的充盈在于心之搏动，但心脏怎么才能正常有节律地搏动呢？一般认为系心气，但在《内经》中并无此说法，《内经》明确指出，心脏之所以能充血脉，其关键在于宗气的作用，即"宗气积于胸中，出于喉咙，以贯心脉，而行呼吸"。宗气的主要功能之一为"以贯心脉"，是推动心脏搏动使血液在脉管运行的主要动力。《内经》还说："胃之大络，名曰虚里，贯膈络肺，出于左乳下，其动应衣（手），脉宗气也。""左乳下，其动应衣"说的是心脏的搏动。"脉宗气也"，心脏的搏动是宗气的推动表现。若宗气失常则可出现心与脉的功能异常，"宗气留于海，其下者注于气街，其上者走于息道。故厥在于足，宗气不下，脉中之血，凝而留止。"

后世很多医家对《内经》的宗气理论加以发挥，为从宗气论治心系疾病提供了理论依据。张锡纯在《医学衷中参西录》中说："胸中大气，一名宗气，《内经》谓其积于胸中，以贯心脉而行呼吸。盖心肺均在膈上，原在大气包举之内，是以心血之循环，肺气之呼吸，皆大气主之。"又说："且细审'以贯心脉，而行呼吸'之语，是大气不但为诸气之纲领，并可为周身血脉之纲领矣。"

宗气不仅能"贯心脉"，而且"行呼吸"，肺主呼吸，但呼吸的正常仍然要依赖于宗气的推动作用。宗气亏虚或下陷，必然导致肺主呼吸的失常，进而导致肺主治节、肺主通调水道的功能紊乱，从而出现心搏异常、水液潴留于体内等心血管疾病常见的临床症状。

综上所述，宗气影响着心血的运行。宗气正常则心血运行通畅，宗气失常则心血凝滞，痹阻心脉。心主脉，是心与脉形成密闭循环运行系统，心脏有规律地搏动，通过脉管把血液输送到五脏六腑、四肢百骸，维持正常生命活动，主要依赖于宗气的充盛和脉道的通利。通过虚里穴的搏动可测知宗气的盛衰。心肺的功能正常，其搏动正常，则宗气充盛；其搏动躁急，应衣而动，则宗气大虚；若搏动消失，则宗气亡绝。心的生理功能正常与否依赖于宗气的强弱。

下面看几例运用宗气理论治疗的心血管疑难病症。

病案 1　病毒性心肌炎

某女，17 岁，高中生，校篮球队队员，郴州市人。

2006 年 11 月感冒后并发心肌炎，一直用西药治疗，长时间服用辅酶 Q_{10}、氨酰心安等药，病情不稳定。长期自感心悸心慌，疲倦乏力，动则气短。2007 年上半年休学半年。后经人介绍到我这儿诊治。

2007 年 6 月 2 日初诊。心电图示"多发性室早"。舌淡胖，苔白腻，脉细弱。断为宗气亏虚，用方：

生黄芪 50g，白参 10g，升麻 3g，柴胡 5g，桔梗 10g，当归 15g，知母 6g，炙甘草 30g，淫羊藿 10g，仙茅 6g。

嘱其服方 7 剂再诊。

此患者路途数百里，一诊之后未再复诊。20 余日后其父来长沙办事，持其病历，再来问我。说服上方 7 剂，症状大为改观，遂自行持原方再购药 10 剂，其后诸症皆除，在当地复查心电图正常，嘱其中西药并停。后随访，下半年复学，可连打两场篮球，亦无明显不适。

心悸，气短，**甚则上下气不相续接，为宗气亏虚辨证最重要的特异性症状。**当然，必须有气虚的共同症状，如疲乏，劳则尤甚，舌质淡红，苔

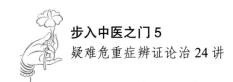

薄白，脉沉细无力等。这些在我的《步入中医之门》系列著作前 4 部中有相关病案分析，可阅读参考，以把握其辨证要点。宗气虚，以升陷汤加减治疗，取效也在意料当中，在此不作过多分析。

病案 2 病毒性心肌炎并发 B 型预激综合征

先说说这个患者的来历，要不大家看完了，不会相信治疗的效果。为什么要交代？有一次我们科一个患者出现了治疗上未曾预料到的变化，因为条件和技术的限制，只有请湘雅医院一教授作技术支援。患者经抢救渡过难关后，已是晚上 10 点，请教授吃饭时说起这个患者的治疗和效果，那教授便从西医的理论上分析，认为不可能。呵呵，这患者，现在湖南某大学读书，几年来身体一直很好。

患者陈某，6 岁多的时候，因发热、心悸于 1996 年 8 月 31 日至 9 月 14 日在深圳某医院住院治疗，诊断为急性上呼吸道感染、病毒性心肌炎，经治疗病情好转而出院。10 月 24 日再次出现发热、心悸，不得已再次入院治疗，诊断为病毒性心肌炎、B 型预激综合征。其后多次因心悸难以忍受在深圳红十字会医院等医院住院治疗，但病情一直不稳定，每次住院都诊断为 B 型预激综合征。

病至 2008 年，患者 18 岁，只好休学了，为什么？只要有一点重体力活动，心率立即就会增快，而难以忍受，不得已再次入住深圳孙逸仙医院治疗。该院会诊后行心脏射频治疗。西医认为，预激综合征心脏传导通路上有旁路，只有打断旁路才能真正中止预激综合征的发作。遗憾的是，手术虽然耗费了 4 小时的时间，但效果不好。患者出院后，只要一劳累，心率还是立即增快。

怎么办？患者的父母是湖南人，只好带着孩子回到湖南，到湘雅医院就诊，结论还是一个样，建议再次做射频治疗。可是患者不干了，为什么？上次射频手术花了 4 小时，在心理上给患者造成非常大的压力。患者的父母只好到处求人，希望能找到其他的治疗方法。

最后，找到了湖南科学技术出版社的一位退休副社长——张碧金女士，系湖南医科大学早期的毕业生，但很热衷于策划出版中医著作，因此，对中医学有很深入的理解。学中医的人可能都看过一本非常值得阅读的书——《朱良春用药经验集》，张社长便是这本书的责任编辑，因此和朱良春教授的关系非常好，二人常有书信来往，我的《道少斋中医讲稿》曾请朱老题写书名，朱老自然对我的书中内容浏览过，并在给张社长的信中提到我，说湖南毛教授以后当为中医难得之人才。于是，张社长便想起我，给我打电话，问中医可以治疗吗？当然，只能回答试试吧。为什么？对我来说以前没用中医药治疗过这类病啊！

2008 年 4 月 18 日初诊。患者诉心悸时发，每因劳累而诱发，发则心悸难以忍受，发作的时候感到气短，上下气不相续接，疲乏，舌质淡红，苔薄白，脉沉细。心电图显示典型的 B 型预激综合征。

黄芪 30g，白参 5g，升麻 3g，柴胡 5g，桔梗 10g，当归 15g，知母 15g，柏子仁 10g，龙齿 30g（先煎），炙甘草 10g。7 剂。

心悸、上下气不相续接同时出现，为宗气下陷的典型症状。劳则耗气，因劳累而诱发，兼见疲乏，舌质淡红，苔薄白，脉沉细，均为气虚之佐证。故方以升陷汤升补宗气，柏子仁、龙齿宁心安神。

患者自述服上方期间，感到疲乏大减，非常舒适。7 剂毕复诊，心电图显示 B 型预激综合征消失，完全就是一份正常的心电图！患者家属非常高兴，于是带着患者到四大佛教圣地之一的南岳衡山游览，爬了一天山，患者再次出现了心悸、气短，回长沙后到我这儿就诊，一查心电图又是典型的 B 型预激综合征。病情在劳累后再发，很显然，气虚为其根本原因，于是守上方再进 5 剂。

2008 年 5 月 31 日三诊。云服上方心悸未再发作，要求带药回深圳。

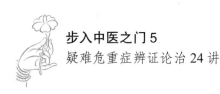

建议守上方继服。

2008 年 7 月 4 日四诊。心悸一直未再发，舌苔白腻。上方加砂仁 6g 继进。

上方继进 30 剂，自述感觉"很舒服，睡眠好"，于 8 月在深圳复查心电图，B 型预激综合征没有了，其后再也没发作心悸，于 9 月复学，2010 年考入中南大学，至现在再也未发作"心慌"了。多次心电图复查，B 型预激综合征再也未出现。后应王显刚博士邀请出版此书，通过张社长追踪到完整病历，做此整理。

B 型预激综合征，按照西医的理论，如果不打断旁路传导，想使其消除几乎不可能，但此案确实做到了。因此，我常想，为什么？B 型预激综合征是病毒性心肌炎后出现，是否疾病导致了自我稳态的失衡，使潜在的、受体内某些因素抑制的旁路被激活，因而出现了 B 型预激综合征，通过中医药的治疗，体内的稳态再次达到平衡，被激活的旁路又被抑制，因而消失了呢？在我的《步入中医之门 1》中提到过一个病态窦房结综合征患者，因阿-斯综合征发作，日晕厥四五次，通过中医药的治疗，再也未发作。这患者去年下半年来我院做心电图复查，除了 ST-T 改变，就是一个很整齐的窦性心律，其中奥妙值得深思！

此案的辨证要素仍在心悸，气短，甚则上下气不相续接，用方和上案几乎一致，故不再多述。加柏子仁、龙齿养心宁神也。

病案 3　房缺产后心脏扩大心包积液

再说一个来自西安远程求诊的病例。这个患者病情很重，从来信中看，几乎已经绝望。这患者先有"房缺"，怀上小孩后，病情进展得很快。在当地经过西医的治疗，病情没能有效控制。先天性心脏病，一般来说，不手术或介入治疗，很难解决问题，但治疗这个特殊的患者时，中医药发挥了功不可没的作用。

先看看患者 2010 年 10 月 25 日发来的求诊信：

毛教授您好！

我是前几天在您的好大夫个人网站（还给您发了个手机短信）向您为我妹妹求助的甘肃省古浪县人，我叫×××，我妹妹叫×××。现在我把妹妹的有关情况发到您在好大夫个人网站上留的联系邮箱中，请您抽时间看看，帮帮我的妹妹，如果可以的话，我把诊疗费给您打过来，您给中药治疗一下，因为我们要来找您就诊不太容易。

我妹妹，37 岁，彩超检查：先心房缺，肺动脉高压，心脏增大，心功能差。5 个多月前（5 月 13 日）剖腹产生孩子，医生让人工喂养孩子，第七天出院；坐月子时没有恢复好，身体、精神、饮食都很差。6 月底又住省城医院治疗一个月，其间因室颤抢救一次，非常成功，出院时医嘱继续吃药，休息恢复身体，身体恢复好后外科手术治疗房缺。9 月中旬复查时医生说是手术的最佳时候，10 月初再次住院，通知准备手术时，因彩超检查心功能较差未做，说先纠正心功能再检查考虑手术，现在彩超检查心功能有些好转，但肺动脉高压降不下来，医生说风险太大，不能手术，又让回家吃西药治疗，休息恢复，恢复一段时间后再去做心导管检查，看能否手术。**这里的医生说他们和来本院的美国医疗队也交流了，说应该生孩子一年后手术，若不能手术的话，就得移植心脏了（我们无语、无奈，未告诉妹妹）。**现在患者身体、精神、饮食都可以，就是汗多，早搏时难受。西药对肺高压和心功能的疗效不太明显。

我能表述的我妹的情况是：血压 100/70，心率 90～105 次/分，胸闷、气促、心慌，脚发冷，上身易出汗，稍冷即咳，咳白色泡沫痰，怕冷，易感冒，易疲倦，衣着多于常人，晚上口苦，有室性早搏，早搏时即出汗，饮食、二便基本正常，舌看起来正常。

以上表达不知够不？请您帮帮我们！感谢毛教授！

先看看发来的胸片，可见虽在接受西医治疗，心脏仍在逐渐扩大。

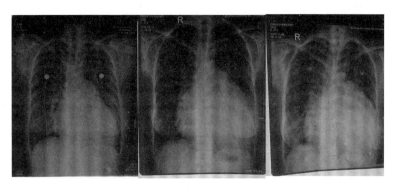

| 2010-6-29 | 2010-9-10 | 2010-10-6 |

再看看彩超检查报告单（兰州大学第一医院心外科，2010-10-8，超声号：XW20101896）。主动脉根部内径：20mm，右室前后径：45mm，左室后壁厚度/搏幅：7/8mm，主肺动脉内径：42mm，左室左/右径（D/S）：50/70mm。右室长/横径：74/48mm，右房长/横径：63/39mm，左房前后径：39mm，室间隔厚度/搏幅：11/5mm，右室流出道：34mm。左室前后径（D/S）：50/42mm。左室长径（D/S）：70/61mm，左房长/横径：66/37mm，肺动脉收缩压：67mmHg。左室舒张末期容积（LVEDV）：88mL，左室舒张末期容积指数（LVEDVI）：59/m^2。

1. 房间隔中部连续性中断，缺损大小约 35mm，彩色血流示房水平左向右红色分流，束宽 36mm，频谱多谱勒示房水平左向右分流频谱。

2. 内脏—心房、心室、大动脉位置及关系正常，右室腔扩大，肺动脉增宽。余心腔大小及大血管内径正常。心包内可见液暗区（右室前壁 4mm，左室后壁 11mm，剑下 19mm）。

3. 各瓣膜厚度、弹性及开放幅度正常，彩色血流示三尖瓣上五彩反流束，束长 6.2cm，面积 11cm^2，容积 17mL；反流速度 378cm/S，压差 57mmHg，估测肺动脉收缩压为 67mmHg，二尖瓣上五彩反流束，束长 2.7cm，面积 3.1cm^2，容积 3mL。

4. 室间隔及左室后壁厚度及搏幅正常。

5. 左室 EF 及 FS 减低，左室舒张末期容积指数正常。

检查结论：先天性心脏病

1. 房间隔缺损（继发孔型）

2. 右心扩大；心包积液（中量）

3. 肺动脉高压（中度）

4. 左室收缩功能减低，左室舒张末期容积指数正常

5. 彩色血流：房水平左向右分流，三尖瓣反流（中度）、二尖瓣反流（少量）

如何辨证治疗呢？抛开西医的检查，把患者提供的主观、客观的症状与体征，综合一下：**胸闷，气促，心慌，脚发冷，上身易出汗，稍冷即咳，咳白色泡沫痰，怕冷，易感冒，易疲倦，衣着多于常人，晚上口苦，有室性早搏，早搏时即出汗，饮食、二便基本正常，舌看起来正常。**

该如何辨证呢？胸闷、气促、心慌、易倦怠为宗气亏虚，怕冷为阳气亏虚，很多心衰患者都存在畏寒、四肢不温的情况，这在临床十分普遍，说明阳气亏虚为心衰最常见的病机之一。稍冷即咳，咳白色泡沫痰，说明存在阳气亏虚，不能化饮，以致寒饮伏肺的状况。上半身汗出，早搏时即出汗，说明存在心气亏虚，心液外泄，"汗为心之液"也！

综上分析，患者病机存在三点：一是宗气亏虚，二是阳气受损，三是寒饮伏肺。因此，在治疗上一要升补宗气，二要温补元阳，三要温阳化饮，故方以升陷汤、四逆汤、苓桂术甘汤合用。10 月 26 日开出第一方，如下：

红参 10g，黄芪 50g，云茯苓 30g，升麻 3g，柴胡 5g，白术 10g，炙甘草 20g，制附子 10g（先煎），干姜 6g，桂枝 10g。

嘱其先购 5 剂。观察用药反应，随时联系。

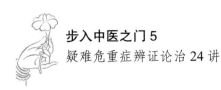

2010 年 11 月 7 日患者家属来信："非常感谢毛教授，您给的方我妹妹吃了 7 剂，效果不错，现在我妹精神明显好转，咳嗽减轻，咳痰减少，出汗、怕冷好转。现在的情况是：精神明显好转，吸冷风易咳，有时心困、体乏，发生早搏时胸闷、气促、心慌，有白带。烦请毛教授诊治，再次感谢！"

病情有明显好转，说明药已中病机，根据中医效不更方的原则，2010 年 11 月 8 日回复："守原方，继续吃 7 付，最终的解决可能还要手术。"

2010 年 11 月 18 日患者来信："您 11 月 8 日告诉我们'守原方，继续吃 7 付，最终的解决可能还要手术'，现在我妹按原方又吃了 7 付，效果挺好，家人都很高兴，除了上午易心跳气促外，其他体征都好多了。记得这里住院时医生说心脏很大、心功能太差，可能是产后心肌病。请毛教授再诊治一下，多谢您了！"

效不更方，2010 年 11 月 22 日回信：原方再吃 7 付。

2010 年 12 月 30 日来信："您 11 月 22 日告诉我们'原方再吃 7 付'。这次吃了 10 余付，自觉很好，12 月 2 日拍片，这儿医生看了也高兴，说'肺好了，球形心脏，还很大，继续治疗恢复'。可是 12 月 26 日换了地方住了一周，可能因为温度不同，加之稍有劳力，状况又变得很差，现在：口干、口苦、口渴，汗多，**偶尔吃冰冷食物感觉舒服；恶冷风，遇冷即咳，白沫痰，手脚凉**，食少，尿少，易感冒，易打嗝，苔厚白；**体困乏，心困，后脑晕**；常有早搏，早搏时（持续几分钟至 1 小时）**感觉心动过缓，感觉缺氧**；偶尔心动过速（130 次/分钟），心跳时感觉左下肋有气响；上腹部感觉发硬，有压痛。

有关中医药治疗心衰的要点，我曾在《步入中医之门 1——道少斋中医讲稿》中，毫无保留地阐述了我在心内科工作积累的一些经验。全文如下：

尽管在中医的古今医籍中有大量的关于心衰的辨证心得和效方讲解，但通过临床上实践，我们发现，以下四点极为重要，在辨证中需时时谨记。在临床上可根据"方证对应"的方法进行组方，则能很容易地把握心衰的组方规律。

1. 大补宗气是治疗慢性心衰的不弃之法

心衰的患者，普遍存在气短、心悸，动则加重。严重的患者在就诊时常描述说，感觉心中提不上气，气欲断而不能续，心脏就要停跳一样，心中极度恐惧不安。传统的病机分析将二症分裂开来分析，气短多认为是肾不纳气，心悸多认为系心气亏虚或水饮凌心。其实气短、心悸多同时存在，应为同一病机。经云：宗气"贯心脉""行呼吸"。宗气亏虚不能司呼吸则气短，甚则上下气不想续接；不能贯心脉，则感心悸心慌。通过临床实践，我们发现从宗气下陷入手治疗心衰，效果快捷显著。

心衰患者宗气亏虚的辨证要点是：气短喘息，心悸，甚则患者感到气欲断而不能续，心跳欲停。气短系患者主诉提不上气，与胸闷为主有很大区别。

只要有这主症，临床上我们就可选用《医学衷中参西录》升陷汤（生黄芪 18g，知母 9g，柴胡 4.5g，桔梗 4.5g，升麻 3g）为基本方。

临床运用技巧：必加人参 10g；黄芪宜重用，多用 50～60g；升麻、柴胡宜轻，一般仅用 3～5g；知母苦寒，易伤阳气，一般去掉。

2. 温补肾阳是治疗慢性心衰的重要基石

心衰以肾阳虚多见，多表现为面色黧黑，四肢不温，尤其以下肢不温、小便量少为主。具有这几个症状，则需温阳化气，宜用《伤寒论》真武汤加减。

临床运用技巧：去白芍，以其阴柔酸敛，不利于温阳；加干姜，以增强附子温阳作用；若有阳气不固，症见头汗出，心胸汗出，冷汗，喘甚，加煅牡蛎、煅龙骨、山茱萸各 30g。

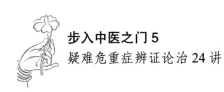
心衰临床常见有舌干无苔一症，只要无其他阴虚火旺之佐证，仍从阳虚治疗。这种舌苔的形成，一是与利尿剂的使用有关；二是系下焦阳虚，不能气化，津液不得上承所致。

心衰以肾阳虚为主，很少肾阴虚为主者，即使有之亦为阴阳两虚。如兼有心烦热，舌质干红，口干，思冷饮者，则为阴阳两虚，改用全真一气汤（制附子、人参、麦冬、五味子、熟地黄、白术、怀牛膝），或上方合用生脉散，加生姜皮、大腹皮、车前子、汉防己以利水。

3. 健脾渗湿为消除水肿之关键

心衰常见四肢水肿，胃脘痞满、饱胀，不思饮食，大便溏泻，或一咳嗽大便即出、一小便大便即遗等症。若见之，则当健脾渗湿，在前两方合方中再加入茯苓 30g，薏苡仁 30g，即为参苓白术散意。

临床运用技巧：茯苓、薏苡仁剂量要大，必配黄芪；四肢肿甚，加大腹皮、生姜皮；必佐理气，如陈皮、砂仁，可选 1～2 味，气行则水行；不可使用收涩药，以防阻碍气机。

4. 温阳化气为消水化痰之妙法

心衰若见咳痰清稀，或如泡沫，则当为寒饮伏肺或水气射肺，治当以"温药和之"，方选苓桂术甘汤。

临床运用技巧：佐干姜，增强温阳作用；痰饮多，加细辛，少用止咳化痰药，重在温阳化饮。

治疗心衰，我从以上四点入手辨证进行组方，常常获得非常满意的疗效。虽看起来极为平淡，实乃多年摸索所得。

总而言之，心衰病位在心、肺、脾、肾，中医辨证用药尤以肺、肾为要，大凡喘、肿之证，为心衰临床最突出表现，从肺、肾入手！喘平肿消，从脾肺、心脾入手，补肺健脾或补益心气健脾。

患者描述的身体困乏，心困，后脑晕，常有早搏，早搏时（持续几分钟至 1 小时）感觉心动过缓，感觉缺氧，其实就是心悸，气短，上下气不相续接，倦怠等症，说明宗气大虚，有下陷之势；恶冷风，遇冷即咳，白沫痰，手脚凉，尿少，说明阳气亏虚，不能化气行水，而致痰饮内停；口干，口苦，口渴，汗多，偶尔吃冰冷食物感觉舒服，说明在阳气受损的同时，亦有阴津亏虚的一面；食少，易打嗝，苔厚白，显示出脾胃不和、气机不畅是其病机的另一面。因此，可以断定患者的病机为阴阳两损，宗气下陷、脾胃不健是其本，而水停痰阻是其标，故治当以全真一气汤温阳益阴，升陷汤升补宗气，参苓白术散健脾理气，苓桂术甘汤温阳化饮，同时佐入生姜皮、大腹皮利水消肿。

2010 年 12 月 30 日处方如下：

生晒参 10g，制附子 10g（先煎 30 分钟），麦冬 10g，五味子 10g，生地黄 15g，当归 15g，生姜皮 10g，大腹皮 15g，干姜 6g，桂枝 10g，生黄芪 50g，云茯苓 30g，白术 10g，炙甘草 20g，砂仁 6g（后下），陈皮 10g。

先购 5 剂。观察用药反应，随时联系。

此方看起来很大，有 16 味之多，与古人所说"用方简者，其术日精；用方繁者，其术日粗"似乎大相径庭，其实不然。对于病位、病机、症状错杂，寒热互见，虚实同现，表里同病等所谓的"杂合"证候，清·喻嘉言说过："治杂合之病，必须用杂合之药。"清·何梦瑶说过："古人每多如此，昧者訾为杂乱，乃无识也。"曹仁伯曾说："每遇病机丛杂，治此碍彼……必细意研求，或于一方中变化而损益之，或合数方为一方而融贯之。"魏长春先生曾说："慢性病虽可用复方图之，但应多而不乱，药无虚发。"强调复方多法应"多而不乱"，提出了一个重要原则——"有制之师不在多"。

2011 年 1 月 20 日患者兄长来信："尊敬的毛教授，我们非常喜乐地感谢您！我妹妹很重视您开的药方，近来一直坚持按方吃药，近日医院检查时拍了片，她扩大的球形心脏很明显地缩小了！我们很高兴，也很感激您。今天把对比片子发给您看一下……"

通过下面的中医药参与治疗前后胸片对比，可见患者的心脏明显缩小，而且球形的心脏出现了心腰。其后患者一直守方治疗。

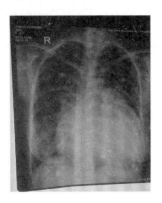 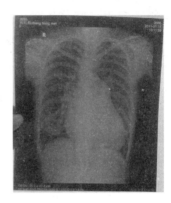

2010-10-6   2011-1-14

2011 年 9 月 29 日来信："尊敬的毛教授您好！非常感谢您用精湛的医术为我妹妹张××治疗（房缺、扩心、心衰），她今年 8 月份在兰大一院心外科做了房缺修补术和三尖瓣成形术，9 月 2 日出院，现在恢复的很不错，我们一家人都很高兴，也非常感谢您，祝您和家人假日愉快、生活幸福！甘肃古浪×××，2011.9.29。"同时发来了手术前后的胸片：

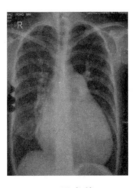 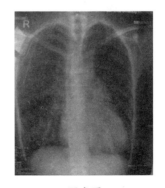

手术前   **手术后**

该患者治疗过程中，中医药最大的功劳是让患者心脏在形态、功能上得到了很大程度的恢复，为患者赢得了手术治愈的机会。如若患者未求诊于中医，其预后就难以预料了。

病案 4　风心病换瓣术后

姚某，男，40 岁，住邵东县牛马司镇。门诊病例。

反复胸闷、气促 10 余年，加重 1 周，伴全身水肿，于 2010 年 4 月 1 日入住湘雅医院，患者于 1992 年和 1998 年在该院行二尖瓣、主动脉瓣换瓣术。入院后心脏超声检查：二尖瓣、三尖瓣换瓣术后前向血流增快并重度反流，全心大，下腔静脉增宽；腹部超声：肝大，脾大，腹水，胆囊壁毛糙；胸片提示：①风心病双瓣早换术后改变；②右下肺感染？③右肺底积液或膈下改变。经扩血管、抗炎、抗凝、抗心律失常、强心、护胃、利尿等对症支持处理，病情有一定程度好转。患者对疗效欠满意，于 2010 年 4 月 29 日自动要求出院，出院诊断为：风湿性心脏病，二、三尖瓣置换术后，三尖瓣关闭不全，房颤、室性早搏，肺部感染并胸腔积液，腹腔积液。

2010 年 4 月 29 日出院后即来我处就诊，诉胸闷，气短，需高枕卧位，心悸心慌，腹部胀大不适，周身乏力，小便少，双下肢中度水肿，舌质淡红，苔黄腻，脉沉细无力、结代。断为肺脾气亏，水湿内停，方以参苓白术散健脾利湿，合五苓散通阳化气利水。用方如下：

白参 10g，生黄芪 30g，云茯苓 30g，薏苡仁 30g，陈皮 10g，砂仁 6g，生姜皮 10g，大腹皮 10g，猪苓 10g，白术 10g，桂枝 10g，泽泻 10g。7 剂。

辨证思路：患者除心悸、脉结代外，突出的症状是腹部胀大不适，气短，周身乏力，小便少，双下肢中度水肿，脉沉细无力，一派肺脾气虚、水湿内停之征。方以参苓白术散健脾祛湿，培土生金。水为阴邪，需以温阳化气，故合以五苓散，方加生姜皮、大腹皮祛皮里膜外之水，此二者为治肢体水肿之良药。

西药瑞舒伐他丁、培哚普利、地高辛、螺内脂、呋塞米、华法令等维持原服法续用。

2010 年 5 月 10 日二诊。服上方，小便量大增，下肢水肿尽消，腹部明显减小，已无胀满感，四肢欠温，舌质淡红，苔黄腻，脉沉细无力、结代。上方加附子 5g（先煎），桔梗 10g。10 剂。

辨证思路：上方已效，守原方，加附子，四肢不温，阳气不足也。佐桔梗，乃提壶揭盖之法，肺为水之上源，上宣则下畅，以助水湿排泄也。

2010 年 5 月 20 日三诊。病史同前，腹部不适，下肢轻度水肿，然体力明显增强，舌质淡红，苔黄腻，脉沉细无力、结代。

白参 10g，生黄芪 30g，云茯苓 30g，制附子 10g（先煎），薏苡仁 30g，陈皮 10g，砂仁 6g，桂枝 10g，生姜皮 10g，大腹皮 10g，汉防己 10g，炙甘草 10g。10 剂。

辨证思路：虽又有轻度水肿，然其体质增强，乃病重反复之常见现象，仍守原方，增附、桂剂量，以增强通阳利水之功效。

2010 年 6 月 2 日四诊。心悸、气短明显好转，下肢肿消，舌质淡红，苔白腻，脉沉细。

白参 5g，生黄芪 30g，云茯苓 30g，制附子 6g（先煎），薏苡仁 30g，陈皮 10g，泽泻 10g，桂枝 10g，生姜皮 10g，大腹皮 10g，猪苓 10g，炙甘草 10g。10 剂。

2010 年 6 月 15 日五诊。服上方，病情好转，舌质淡红，苔白腻，脉沉细。仍守上方 10 剂。

2010 年 7 月 6 日六诊。诉服上方，目前最重要的症状是劳则气短，偶尔有下肢轻度水肿，舌质淡红，苔白腻，脉沉细。守上方续服。

2011 年 8 月 17 日七诊。患者诉服上方 60 余剂后，改为隔日 1 剂，病情一直很稳定。前几年每年均因心衰而需住院 3～4 次，但这一年不仅一直未住院，而且生活质量比以前好。去年下半年后，坚持服用中药，西药利尿剂、强心剂已停。上周因感冒，再感心悸，气短，下肢水肿，故前来就诊，视其舌质淡红，苔薄白，处方仍守前法。

后随诊，到 2012 年 6 月，一直门诊治疗，患者生活质量很好，未再住院。

病案 5　胸痹心痛

周某，男，59 岁。

2011 年 11 月 21 日初诊。阵发性胸闷反复发作 10 年，再发加重半月，诊为冠心病、心绞痛、习惯性便秘。经西医规范治疗半月不缓解。入院症见：胸闷胸痛，日发数次，入夜发作尤多，心悸，气短，动则加重，常感上下气不相续接，畏冷，扪之四肢不温。长期大便干结如羊屎，一直需依赖口服酚肽通便。舌质淡红，边有齿痕，脉结代。

脉证合参，断为上焦宗气不足，下焦元阳亏虚，方以升陷汤合济川煎加减。

白参 10g，生黄芪 30g，怀山药 15g，桔梗 10g，升麻 3g，柴胡 5g，当归 20g，怀牛膝 20g，肉苁蓉 20g，枳实 10g，丹参 15g，三七粉 5g（吞）。

辨证思路：宗气亏虚，不能司呼吸以贯心脉，故见心悸，气短，动则加重，常感上下气不相续接。宗气不足，不能推血以运行，则心脉瘀阻，不通则痛，故见胸闷胸痛反复发作。元阳不足，故见畏冷，扪之四肢不温，入夜阳气衰微，故见入夜症状加重。阳虚则寒凝，故见大便秘结。方以升陷汤升补宗气，济川煎温补下焦元阳，散寒通便。加丹参、田三七活血通脉止痛。

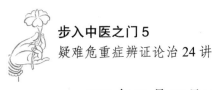

2011 年 11 月 28 日二诊。7 剂毕，心悸、气短明显减轻，心痛发作明显减少，近两日未发，大便变软，但解时仍感困难。效不更方，守方再进。

2011 年 12 月 4 日三诊。患者诉近一周心绞痛未再发作，心悸、气短进一步好转，大便质软，每日排便 1 次，解无困苦。舌质淡红，苔薄白，脉结代。上方加全瓜蒌 10g，续服 20 剂。

此案上有宗气不足，下有元阳亏虚，治以升补宗气与温补下元双管齐下，故取显效。《内经》云："甚者独行，间者并行。"当遵守之。

病案 6　频发室性早搏

张某，女，54 岁。

2008 年 8 月 5 日初诊。频发室性早搏 2 个月，西药治疗无明显改善，经人介绍求诊。诊见：心悸，气短，提不上气，周身畏冷，舌质淡红，苔薄白，脉沉细。断为心肾阳衰，宗气亏虚。治以温补心肾，升补宗气。用方：

制附子 6g（先煎），桂枝 10g，白参 10g，黄芪 30g，升麻 3g，柴胡 5g，桔梗 6g，炙甘草 30g，丹参 20g，葛根 20g。

7 剂后复诊，无明显不适，复查心电图已为正常心电图，仍以上方 7 剂巩固。

辨治思路：心悸，周身畏冷，舌质淡红，苔薄白，脉沉细，心肾气阳虚也。气短，提不上气，肺气亏不能司呼吸也；心悸，气短，心气亦亏，乃心肺气皆亏，当责之宗气虚。故治以附子、桂枝辛温通补心肾之阳；升陷汤升补宗气，佐葛根升提中焦清阳以助上焦宗气形成；伍丹参活血通心脉。方证相符，故效如桴鼓。

病案 7　入冬心悸

王某，女，66 岁。

2015 年 11 月 26 日首诊。入冬则心悸，提不上气偶发 3 年，静息、运动后均发，持续数秒，发作频率不高，平素肢体活动无障碍，畏寒，手足冰冷，喜温饮，大便日行 2～3 次，黏滞。舌质淡红，苔薄白，脉沉细。西医诊断为阵发性心律失常。四诊合参，断为宗气下陷，寒凝经脉。治宜补气升陷，温经散寒。方用升陷汤合当归四逆汤加减：

黄芪 30g，白参 10g，升麻 5g，柴胡 5g，桔梗 10g，制附子 6g（先煎），当归 15g，桂枝 10g，细辛 3g，炙甘草 10g，茯苓 30g。7 剂。

辨证思路：《灵枢·邪客》记载："宗气积于胸中，出于喉咙，以贯心脉而行呼吸焉。"《医学衷中参西录》阐发说："胸中大气，一名宗气，《内经》谓其积于胸中，以贯心脉而行呼吸。盖心肺均在膈上，原在大气包举之内，是以心血之循环，肺气之呼吸，皆大气主之。"患者提不上气，心悸时发，脉沉细，显然是宗气下陷，不能贯心脉而司呼吸之象，故用升陷汤益气升陷。入冬则心悸加重，手足冰冷，畏寒、喜温饮，皆是心肾阳虚寒凝之象。张锡纯又说："且细审'（宗气）以贯心脉而行呼吸'之语，是大气不但为诸气之纲领，并可为周身血脉之纲领矣。"今宗气亏虚，不能推动血脉以达四肢，而致四肢血虚寒凝，出现四肢不温、手足冰凉之症。肾阳亏虚，不能暖脾，以致脾虚不能运化水湿，故见大便次数多而黏滞。

故其治疗当分四个方面，一是升补宗气，以升陷汤去知母加人参；二是温补心肾之阳，药以制附子配桂枝；三是温通经脉，方以当归四逆汤；四是健脾祛湿，药以参、芪配茯苓。

2015 年 12 月 3 日二诊。患者诉心悸、提不上气较前明显好转，四末转温。头晕，畏寒，喜温饮，纳可，大便日 3～4 次，双手指晨僵，稍痛。舌质淡红，苔薄白，脉沉有力。

白参 10g，黄芪 30g，白术 10g，升麻 5g，柴胡 5g，陈皮 10g，当归 15g，桂枝 10g，细辛 3g，炙甘草 10g，白芍 15g，石菖蒲 10g，远志 10g，龙骨 30g，茯神 10g。10 剂。

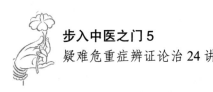

辨证思路：患者症状好转，前方治疗有效，仍以升陷汤合当归四逆汤补气升陷，温经散寒，合用安神定志丸以宁心安神定惊悸。

病案 8　心梗 PCI 术后周身疲乏气短

刘某，男，45 岁。

2017 年 2 月 28 日初诊。2016 年 9 月因咽喉不适检查确诊为"急性心梗"，予 PCI 术，置入 2 支架。平素予氯吡格雷片、尼可地尔片、美托洛尔缓释片、瑞舒伐他汀钙片、阿司匹林肠溶片、华法林。现症见：周身疲乏，气短，上下气不相续接，纳可，二便可，无明显胸闷胸痛，舌质淡红，苔薄白，脉沉。

查体：血压 116/76mmHg。双肺呼吸音清，未闻及明显干湿啰音及心包摩擦音，心界叩诊扩大，心率 64 次/分，S_1 低钝，$P_2>A_2$，心律齐，闻及第三心音，余未见异常。心脏超声示：心脏 PCI 术后；节段性室壁异常，室壁瘤形成？左房、左室大；左心功能低值（EF 51%）；二、三尖瓣轻度反流。西医诊断：冠心病（心肌梗死型），陈旧性前壁心肌梗死，心脏扩大，左心室扩大，心室附壁血栓，心尖部附壁血栓，少量心包积液，心功能Ⅲ级，心室壁瘤，PCI 置入术后；双侧股动脉及以下动脉多发斑块；肺部感染。中医诊断为胸痹，断为宗气亏虚，治以益气养心，佐以活血化瘀。方以升陷汤加减：

黄芪 30g，白参 10g，升麻 5g，柴胡 5g，桔梗 10g，丹参 10g，三七 5g，当归 15g，麦冬 15g，五味子 10g，粉葛根 30g，红景天 10g。14 剂。

辨治思路：患者因咽喉不适而被确诊为急性心梗。《诸病源候论》云："心为诸脏之主，其正经不可伤，伤之而痛者，则手足青至节，朝发夕死，夕发旦死，不暇履治。"故急予 PCI 支架置入，以解燃眉之急。然疾病本身、术中、术后病程迁延，难免损伤正气，结合患者症状、体征等，四诊合参，故辨本病为胸痹心气虚衰证。患者心气耗伤已极，则大气下陷，故见气短，提不上气。患者 PCI 术后一直予抗凝、调脂、稳斑等药物调控，故可无明显胸闷胸痛。宗气贯心脉以司呼吸，故予升陷汤加减，补气养心，佐以活血化瘀。方中以黄芪补气又升气；柴胡、升麻升举阳气；桔梗为药中舟楫，载诸药达病所；心气虚衰，故又加白参，以补气培本；佐五味子之酸敛，以防气之涣散；去苦寒之知母，代以甘而微凉之麦冬，以凉润防参、芪过温；大剂量葛根升清举陷，鼓舞中焦脾胃精气上升至肺，与大自然清气相合形成宗气；气为血之帅，血为气之母，气虚推动无力，则易致心脉瘀滞，故以丹参、三七、当归、红景天以养血活血，而不用破血峻品。

我在临床上诊治心病，见有心气虚衰者，很少使用养心汤之类，而每以升陷汤加减治疗。胸痹心痛，每以此方加当归、三七、丹参活血，此三味与桃仁、红花、三棱、莪术等不同，活血同时有养血扶正之功。而心衰水肿，每以此三味与参苓白术散合用，补气健脾，利水活血。若兼阳虚，加附子、桂枝通阳化气行水。

2017 年 3 月 14 日二诊。服前方后气短症状明显改善，纳食、睡眠可，无胸闷胸痛，无其他特殊不适。舌淡红，苔薄白，脉沉迟。效不更方，守方 20 剂。

2017 年 4 月 6 日三诊。服上方后症状明显改善，未诉特殊不适。舌质淡红，苔薄白，脉沉细。守方 14 剂。

辨治思路：大凡虚损之证，总宜缓缓图之，故以上方巩固之。

第21讲 益气升阳虽常法，巧于化裁疗难疾

费伯雄说："天下无神奇之法，只有平淡之法，平淡之极，乃为神奇。"古籍所载很多方剂看似平淡，若能明白其制方用药之精义，灵活运用，巧于化裁，则可愈疑难、拯危重于平淡之中。

补气升阳法有两个著名的代表方，一方是补中益气汤，一方是升陷汤。

补中益气汤出自金代名医李东垣《脾胃论》。组成：黄芪、甘草（炙）、人参（去芦）、当归身（酒焙干或晒干）、橘皮（不去白）、升麻、柴胡、白术。功用：补中益气，升阳举陷。方中黄芪补中益气、升阳固表为君；人参、白术、甘草甘温益气、补益脾胃为臣；陈皮调理气机，当归补血和营，为佐；升麻、柴胡协同参、芪升举清阳，为使。综合全方，一则补气健脾，使后天生化有源，脾胃气虚诸证自可痊愈；一则升提中气，恢复中焦升降功能，使下脱、下垂之证自复其位。

升陷汤出自《医学衷中参西录》。组成：生黄芪、知母、柴胡、桔梗、升麻。功用：益气升陷。原书说："治胸中大气下陷，气短不足以息，或努力呼吸，有似乎喘，或气息将停，危在顷刻。其兼证，或寒热往来，或咽干作渴，或满闷怔忡，或神昏健忘，种种病状，诚难悉数。其脉象沉迟微弱，关前尤甚。其剧者，或六脉不全，或参伍不调。……气分虚极下陷者，酌加人参数钱；或再加山萸肉（去净核）数钱，以收敛气分之耗散，使升者不至复陷更佳；若大气下陷过甚，至少腹下坠，或更作疼者，宜将升麻改用钱半，或倍作二钱。"升陷汤重用黄芪，配伍升麻、柴胡以升阳举陷；并以知母之凉润以制黄芪之温，桔梗载药上行，用为向导，主治胸

中大气下陷之证。

这两张方子对于气虚气陷者，若用之得当，则其效非凡。

两张方子有什么异同呢？两方都用参、芪、升、柴以升清阳，补中益气汤有苓、术、陈等健中益气理气之品，可见其病位在中焦，下陷之证兼脾胃不和症状，诸如纳差、腹胀、便溏等宜用之。而升陷汤无中焦用药，一味桔梗引药入胸中，心肺居胸中，因此，气陷兼有心悸、上下气不相续接用之尤为合适。前面很多医案都用到益气升阳法，再举数案，与大家交流。

病案 1　睑废

金某，女，67 岁。

2012 年 3 月 20 日初诊。两上眼睑下垂、提睑无力 2 周，疲乏，大小便正常，舌质红，苔薄白，脉沉缓。

白参 10g，生黄芪 30g，当归 10g，白术 10g，陈皮 10g，升麻 3g，柴胡 5g，丹参 10g，三七粉 3g（吞服）。

2012 年 3 月 27 日二诊。上症若失，效不更方，继进 7 剂巩固。

辨证思路：患者初诊时恐其为重症肌无力，建议进一步检查，患者要求先以中医药治疗，然后再说。该病中医称之为睑废，近似于现代医学的眼肌型重症肌无力。杨士瀛《仁斋直指方》载曰："眼者，五脏六腑之精华……其首尾赤眦属心，其满眼白睛属肺，其乌睛圆大属肝，其上下肉胞属脾，而中间黑瞳一点如漆者，肾实主之。"眼睑，即上下肉胞，属脾，若脾气亏虚，清气不升，可致睑废证。其治当以补气升提为大法，脾气健运，清阳上升，则眼睑自可活动复常。国医大师任继学亦常用补中益气汤化裁治疗该病，方以补中益气汤益气健脾升阳，蔓荆子"轻浮升散，直奔头面……通利九窍"（施今墨），故佐用蔓荆子引药至病所，伍丹参、三七活血，盖气虚则血行不畅，此亦治未病也。

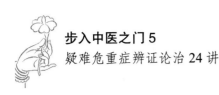
病案 2　半身发热

某男，91 岁，部队离休干部。

2007 年 11 月 7 日初诊。患者诉 1 年前开始感到双下肢乏力，站立不能负重，不能自行行走，多需护理搀扶。经检查未发现神经系统异常。近一年来，每日上午 10 时开始感到全身发热，至夜 12 时热退，但查体温一直不高，上半身汗出，下半身无汗，自感肚腹、心胸如火焚，平素易疲倦，便秘，舌质胖大边有齿痕，脉沉细。断为气虚发热，予补中益气汤加减。

生黄芪 30g，白参 5g，陈皮 6g，白术 10g，当归 20g，升麻 3g，柴胡 5g，炙甘草 10g，火麻仁 15g，浮小麦 10g，麻黄根 10g，煅龙骨 30g，地骨皮 10g，白薇 10g。5 剂。

另以吴茱萸研末外敷涌泉。

2007 年 11 月 13 日二诊。汗止，心胸、肚腹如火焚消失，每日仅下午 2 ~ 4 时感到全身发热。效不更方，守方 7 剂。

2007 年 12 月 20 日电话回访，诸症已平，下肢乏力亦减，可自行站立行走。

辨证思路：气虚发热，《中医内科学》教材上描述的证候是：发热，热势或高或低，常在劳累后发作或加剧，倦怠乏力，气短懒言，自汗，易于感冒，食少便溏，舌质淡红，苔薄白，脉沉细。本案主要表现与之甚不相符，何以断为气虚发热？

上午 10 时正是气血流注足太阴脾经之时，此时开始发热，病在脾经。《脾胃论》说："形气衰少，谷气不盛，上焦不行，下脘不通，胃气热，热气熏胸中，故为内热。"这段文字说的是什么？就是脾胃气虚不足，阴火内生，可致"热气熏胸中"，当然了，就可以出现自感肚腹、心胸如火焚。营卫出中焦，脾气下陷，上焦卫气不能顾护营阴，故见上半身有汗，下半身无汗。气虚不能推动肠道濡润，故有便秘，更有下肢乏力、平素易感冒等气虚明证，故断为气虚发热。气虚发热，其治"惟当以辛甘温补之剂补其中升其阳，甘寒以泻其火"，方以补中益气汤补气升阳，甘温除热。加地骨皮、白薇甘寒退虚热，浮小麦、麻黄根、煅龙骨收敛止汗，火麻仁润肠通便。

补中益气汤，方出《脾胃论》，方由黄芪、人参、白术、炙甘草、陈皮、当归、升麻、柴胡、生姜、大枣组成。柯琴在《伤寒论集注》中说："仲景有建中、理中二法。风木内干中气，用甘草、饴、枣，培土以御木；姜、桂、芍药平木而驱风，故名曰建中。寒水内凝于中气，用参、术、甘草补土以制水，佐干姜而生土以御寒，故名曰理中。至若劳倦形衰，气少阴虚而生内热者，表证颇同外感，惟李杲知其为劳倦伤脾，谷气不胜阳气，下陷阴中而发热，制补中益气之法。谓风寒外伤其形，为有余；脾胃内伤其气，为不足。遵《内经》'劳者温之，损者益之'之义，大忌苦寒之药，选用甘温之品升其阳，以达阳春升生之令。凡脾胃一虚，肺气先绝，故用黄芪护皮毛而闭腠理，不令自汗。元气不足，懒言气喘，人参以补之。炙甘草之甘，以泻心火而除烦，补脾胃而生气。此三味，除烦热之圣药也。佐白术以健脾，当归以和血。气乱于胸，清浊相干，用陈皮以理之，且以散诸甘药之滞。胃中清气下陷，用升麻、柴胡气之轻而味之薄者，引胃气以上腾，复其本位，便能升浮，以行生长之令矣。"此段方解有益于对补中益气汤治疗内伤发热的理解。

病案 3　不自主咬牙

下面再说一个风证病案，这个患者是我们医院打印室某女士的母亲。

赵某，女，63 岁。

2012 年 4 月 9 日初诊。2011 年 11 月 9 日因左颞叶嗜酸性肉芽肿行手术疗法。术前常有磨牙、牙龈肿胀史。但术后出现阵发性上下牙不自主地相互咬合、颤抖碰撞，咯咯有声，常常不自主地咬住左颞侧的口腔颊黏膜，张口无力，每发伴四肢无力，提不上气，必须卧下方感心中舒适，纳可，舌质淡红，苔薄白黄，脉沉细。断为土虚木摇，治以补中升阳。

生黄芪 30g，白参 10g，升麻 3g，柴胡 5g，桔梗 10g，当归 10g，白术 10g，炙甘草 10g，活血藤 15g。7 剂。

2012 年 4 月 16 日复诊。诉服上方 3 剂后未再出现上述症状，效不更方，守上方 7 剂。

风证的临床表现极为不一，有振颤、抽搐、肌肉䐃动、麻木等，其病因病机多为肝阳化风、热极生风、血虚风动、阴虚风动等。风证中有一种情况很少见——土虚木摇，《素问·五运行大论》说："气有余，则制己所胜而侮所不胜。其不及，则己所不胜侮而乘之，己所胜轻而侮之。"脾胃气虚，肝木每每侮而乘之，肝属木，脾属土，正常生理状态下，肝木克脾土，而当出现脾胃虚弱的病理状态时，则会有土虚木摇、土虚木盛的一系列表现。其中的道理，乃系脾胃虚弱，气血化生不足，不能滋养肝木，肝主筋，筋失润养，故见颤抖之症。对于土虚木摇的治疗，明·万全《幼科发挥》说："脾虚生风，虚则补之。"

本案牙颤，阳明经脉入牙中，中焦脾胃气虚，气血生化乏源，则牙周之筋脉不得濡养，而见阵发性上下牙不自主地相互咬合、颤抖碰撞，咯咯有声，常常不自主地咬住左颊侧的口腔颊黏膜，张口无力，每发伴四肢无力，提不上气，必须卧下方感心中舒适，纳可，舌质淡红，苔薄白黄，脉沉细，为气虚下陷之明证，故治以升阳益气，补中益气汤加减。

病案 4　输注脂肪乳后周身重度水肿

这个患者系前面说过的患淋巴瘤的患者。病至 2011 年 1 月，患者出现了重度黄疸，住到我们科了。有人说肿瘤患者怎么住心内科？其实不然，患者对医生有很大的依赖性，多年来我帮她渡过很多难关，所以，她就住我这儿了。经检查，很快弄明白了，系肿瘤转移到胆总管了，造成了胆总管阻塞，怎么办？得想办法把胆管弄通，否则怎么退黄也是很难取效的。于是我建议她转入我省某医院很有名的肝胆外科，该院某位院士亲自主持了病案讨论，最后在她的胆总管内放了个支架，黄疸很快消退。但出现了另一个问题，在术后支持疗法输注脂肪乳时出现了周身重度水肿，利尿也不能消除。患者就要求停用此药，但主治医生不同意，拒绝停用。患者为什么要求停药呢？因为她在以前化疗不能进食的时候，只要一输注此药就出现水肿。于是在 2011 年 1 月 30 日和护士长吵了一架，拒用该药，偷偷地溜到我这儿，希望借助中药，尽快地消除水肿。

陈某，女，53 岁。

2011 年 1 月 30 日初诊。胆管癌切除术后，输脂肪乳后面浮，全身水肿且重，下肢按之凹陷不起，予利尿等治疗 1 周，水肿不见消退，手术伤口渗水不止，疲乏气短，纳呆，尿少，舌质淡红，边有齿痕，脉沉细。诊脉毕，可见其腕留有指痕。

白参 10g，黄芪 30g，云茯苓 30g，升麻 3g，柴胡 5g，炙甘草 10g，白术 10g，生姜皮 10g，大腹皮 15g，当归 15g，天花粉 15g，薏苡仁 30g。5 剂。

《内经》说："诸湿肿满，皆属于脾。"患者久病，脾气亏虚，脂肪乳与中焦消磨水谷产生的水谷精微类同，脾气不健，则清气不升，"脾气散精，上归于肺，通调水道，下输膀胱"的功能就失常了，因而也就出现了清浊不分，浊阴难降，尿量减少，水潴体内的病症。所以，治疗不能套用一般的健脾利水之法，应采用升清降浊，以补中益气汤加减，待清气升，则浊阴自降，加大剂量薏苡仁助黄芪、茯苓健脾利水，另伍以大腹皮、生姜皮祛皮里膜外之水。手术伤口流水不止，恐其染毒，故用天花粉清热解毒。

2011 年 2 月 4 日二诊。患者诉说，服上方当夜小便大增，晨起感腰部沉重感即消，全身水肿即见大消。刻诊：水肿消除，纳增，仍感疲乏，稍劳则气短。舌质淡红，苔薄白水滑，脉沉细。予参苓白术散健脾祛湿，用方如下：

白参 10g，黄芪 30g，云茯苓 15g，薏苡仁 30g，白扁豆 10g，陈皮 10g，砂仁 6g，桔梗 10g，炙甘草 10g。7 剂。

病案 5　急性呼吸窘迫综合征

罗某，女，28 岁。

因肝胆管结石、胆道囊肿于 2007 年 9 月 24 日行胆道空肠吻合术。手术的时间很长，术后第二天出现了严重的呼吸困难，胸闷气促，胸部紧束，吸气费力。呼吸浅快，40～50 次/分，面罩给氧，量在 5 升/分。心电监护示：室上性心律，心室率 140 次/分，血氧饱合度 70%～85%。血气分析示：$PaCO_2$ 降低（25），PO_2 75，pH：7.48。经内科与外院呼吸科专家共同会诊，确诊为急性呼吸窘迫综合征。第一日至第七日先后给予地塞米松、氨茶碱、沐舒坦、乌司他汀、头孢吡肟、头孢地嗪、替硝唑及气道雾化吸入。病情一直不稳定，监护显示：心率有所下降（80～100 次/分），在面罩给氧 5 升/分的情况下，白日可以维持在血氧饱合度 90% 以上，但在夜间常下降到 85% 以下，持续常在 2 小时以上。术后第三日肠通气。10 月 1 日胸片及 CT 显示双下肺肺不张，少量胸腔积液。

10 月 3 日。患者到第八日晨病情依旧未能稳定，于是要求中医干预治疗。时症见：神志清晰，呼吸浅快（35～40 次/分），面色㿠白，诉胸闷，稍动或说话稍多则有气脱之感，不咳，颈部以上汗出不止，头部整日透湿，感两下肢寒冷，以脚尖尤甚。舌质淡红，苔白腻，脉沉细无力。先救胸中大气，兼以化湿。

白参 10g，生黄芪 50g，升麻 3g，柴胡 5g，知母 6g，桔梗 10g，山茱萸 20g，苏梗 10g，藿梗 10g，砂仁 6g（后下），薏苡仁 30g。2 剂。

患者面色㿠白，说话稍多则上下气不相续接，脉沉细无力，一般医者多认为系肺气虚，其实不然。《医学衷中参西录》曰："肺司呼吸，人之所共知也，而谓肺之所以能呼吸者，实赖胸中大气，不惟不业医者不知，即医家知之亦鲜""大气者，充满胸中，以司肺呼吸之气也""大气者，诚以其能撑持全身，为诸气之纲领，包举肺外，司呼吸之枢机……且知《内经》之所谓宗气，亦即胸中之大气。"由此可知，宗气、大气名二实一，宗气"为诸气之纲领，包举肺外，司呼吸之枢机"，呼吸的正常有赖于宗气的盛衰与否。张氏在书中还明确指出："人觉有呼吸之外气与内气不相接续者，即大气虚而欲陷"，又说："大气下陷短气，常觉上气与下气不相接续。"气短、上下气不相续接为宗气亏虚辨证要点，患者除上下气不相续接外，尚有面色㿠白、脉沉细等气虚表现。因此，其呼吸困难之关键系大气下陷无疑矣。究其原因，可能系手术损伤正气有关。

《医旨绪余》云："宗气者，为言气之宗主也，此气搏于胸中，混混沌沌，人莫得而见其端倪，此其体也。及其行也，肺得之而为呼，肾得之而为吸，**营得之而营于中，卫得之而卫于外**。"宗气虚，每每可见卫气亦虚，不能卫外，此时，不仅导致营阴外泄，亦导致阳随汗泄，故见大汗不止，肢冷不温。欲固汗，必以升举宗气为前提。宗气不升，阴液阳气外泄，最后必致阴阳亡脱，故治疗把升补宗气放在第一位。

方以升陷汤益气升陷，固守正气，张氏喜用一味山茱萸大剂固脱，张氏盛赞，"萸肉救脱之功，较参、术、芪不更胜哉。盖萸肉之性，不独补肝也，凡人身之阴阳气血将散者，皆能敛之，故救脱之药，当以萸肉为第一。"故重用山茱萸一味以敛汗固脱。苔白腻，为夹湿之虚，故以藿梗、苏梗、砂仁理脾化湿，薏苡仁健脾祛湿。

10 月 4 日。患者诉昨日服第一剂后全身汗出湿衣，其后汗收，随后感

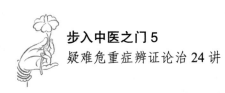

胸闷、气短促明显缓解，颈部以上汗出未再出现，双下肢寒冷明显改善。监护显示：血氧饱和度在 95% ~ 97%，呼吸<30 次/分，舌脉同前。

升补宗气，气短促好转，汗止，肢体变温。药中病机，故守方再进。

10 月 5 日。患者饮食可，精神明显好转，输氧改为鼻导管给氧 1 升/分，监护显示：血氧饱和度在 95% ~ 100%，呼吸<20 次/分，未再出现夜间血氧饱和度明显下降。患者诉说已无胸闷气促感，说话多点也无气脱之感，未再汗出，大便正常，舌质淡红，苔白腻，脉沉细。前法已经合乎病机，守法再进。

白参 10g，生黄芪 30g，升麻 3g，柴胡 5g，知母 6g，桔梗 10g，苏梗 10g，藿梗 10g，山茱萸 20g。

10 月 6 日。病情稳定，可间断脱氧，其他一般情况可。复查胸片及肺部 CT 双下肺肺不张征象、胸腔积液消失。病情大有好转，不仅主观症状明显好转，客观检查亦令人满意，故守方。

10 月 7 日。病情稳定，诉无胸闷气促，饮食、睡眠可，口干热饮，惟双下肢仍有畏冷，舌质淡胖，苔薄白，脉沉细。疏方如下：

白参 10g，生黄芪 30g，升麻 3g，柴胡 5g，桔梗 10g，苏梗 10g，藿梗 10g，制附子 10g（先煎），桂枝 10g，磁石 30g（先煎）。

病情稳定，但下肢仍冷，现热饮，为前期汗出过多，阳随汗损，故在升陷汤中加附、桂、磁石温阳潜阳通阳。

10 月 8 日。下肢转暖，病情稳定。其后随症调方，病入坦途。

此病案，西医之功否？中医之功否？阅后大家可能有争议，但有一点，并发呼吸窘迫综合征后，尽管西医专家们竭尽了全力，但病情一直不能很好地控制，在中药参与治疗后病情迅速改善，很快稳定（此阶段西医治疗方案未作大的调整），值得令人深思！也说明中医药对于危重症有其用武之地，这一点在我的《步入中医之门1》中有大量危重病案可以佐证。

当代医学文献记载了大量的从升补宗气法入手治疗心肺危重疾病的成功案例，非常值得我们学习和借鉴。

病案6　结缔组织病

何某，女，47岁。

2016年12月22日初诊。诉7个月前去新马泰旅游1周，回家后连着熬夜数日，遂出现双眼睑浮肿，6个月后又出现下肢浮肿，于2016年11月10日在湖南省中医研究院肾病科住院治疗（住院号00134461）。入院时症见：口、眼、会阴部干燥，头晕恶心，心悸，咽痒干咳，全身有针刺、蚁走感，夜间尤甚，全身多处关节疼痛，双眼睑及下肢浮肿，纳可，大便调，尿量偏少，夜寐安。无光过敏、口腔溃疡、脱发等症状。

查体：血压112/84mmHg，双眼睑浮肿，双下肢胫前水肿。心、肺、腹未见明显异常。血常规：白细胞$2.47×10^9$/L↓，中性粒细胞$1.29×10^9$/L，血小板$394×10^9$/L。肾功能：尿酸395μmol/L↑。电解质：钠132.8mmol/L。肝功能：白蛋白22.74g/L↓，A/G：0.68。甘油三酯2.30↑。尿常规：蛋白质（+），24小时尿蛋白定量251.5mg↑。狼疮全套：R_0-52阳性，SS-A阳性。胸部CT平扫：右肺下叶前段基底节及左肺下叶感染；双侧胸腔积液。诊断为结缔组织病、干燥综合征。西医予以甲泼尼龙、环磷酰胺冲击免疫抑制剂治疗，配合"疏血通"活血止痛，醋酸钙预防肾性骨病等对症治疗。同时中医予以凉血解毒，化瘀生津。

至2016年12月18日出院，复查：白细胞$2.71×10^9$/L↓，中性粒细胞$1.16×10^9$/L，血小板$460×10^9$/L。肾功能：尿酸395μmol/L↑。电解质：钠132.8mmol/L。肝功能：白蛋白25.86g/L↓，A/G：0.85。甘油三酯2.30↑。尿常规：蛋白质（+），24小时尿蛋白定量251.5mg↑。病情未见明显好转，嘱2017年1月15日再行环磷酰胺冲击治疗。目前服用药物有甲泼尼龙片

（40mg，qd）、醋酸钙颗粒、阿托伐他汀钙片、双嘧达莫片、葡醛内酯、胃舒平。经人介绍来我处就诊。

刻诊症见：眼睑浮肿，双下肢轻度水肿，咳嗽，咳白色泡沫痰，腹胀，纳差，神疲乏力，眼干，口干，会阴部干燥，右膝关节刺痛，小便量少，大便可，舌质淡红，苔薄白，脉沉细。血常规：白细胞 $0.75×10^9/L$，尿常规：尿蛋白（+++），尿糖（++）。西医诊断：结缔组织病、干燥综合征、低蛋白血症、白细胞减少症。断为气阳亏虚水停，真阴耗损。治以益气温阳利水，益肾填精，方以补中益气汤加减。

黄芪 30g，白参 15g，升麻 5g，柴胡 5g，当归 10g，陈皮 10g，茯苓 30g，薏苡仁 30g，芡实 10g，莲子 10g，仙茅 10g，淫羊藿 10g，熟地黄 45g，玄参 10g，麦冬 10g，五味子 10g，知母 6g，黄柏 10g，丹参 10g。14 剂。

辨治思路：对于水肿一证，中医认为多是由肺失通调，脾失传输，肾失开阖，膀胱气化不利所致。发汗、利尿、泻下逐水是治疗水肿的三条基本原则。本案患者临床症状繁多，面对这样的情况，理清诊治思路尤为重要。患者眼睑浮肿，双下肢轻度水肿，咳白色泡沫痰，胸腔积液，小便量少，显是水饮内停之症。结合患者纳差，腹胀，神疲乏力，舌质淡红，苔薄白，脉沉细，可见患者水肿是由脾气亏虚失于运化，肾阳虚损失于开阖，因虚致实所致。脾气亏虚，后天乏源，不能滋养先天之本，耗伤肾精。日久则致肾阴亏虚，虚火上炎，故见眼干、口干、会阴部干燥。前贤有云：血不利则为水。患者右膝关节刺痛，瘀血使然。治疗大法当健脾利水，益肾填精，稍佐活血。尿蛋白亦为水谷精微所化，中气亏虚，固摄无力，精微下趋则见蛋白尿。故方用补中益气汤加减，方中黄芪、白参益气健脾；升麻、柴胡益气升提，配合莲子、芡实固肾益精以消除蛋白尿；加入茯苓、薏苡仁利水渗湿；仙茅、淫羊藿温补肾阳。

俾脾气健则水湿得运，肾阳足则自能化气利水。伍以熟地黄、玄参、麦冬、五味子大补真阴，加入知母、黄柏暗合知柏地黄丸之意，潜降虚火。加入丹参活血利水。全方药味虽多，但治法明确，用药丝丝入扣。

方中仙茅、淫羊藿二味，能温补肾阳，祛风胜湿，对于肾阳亏虚兼有关节疼痛者用之尤为合适，其性温质润，温阳而不伤阴，与附子辛温燥烈伤阴不同，可以久用。且二味俱有糖皮质激素样作用且无糖皮质激素之副作用。我治风湿免疫病，此二味为必用之品，特别是递减激素的患者。

另外，因患者白细胞低下，冲击治疗效果不理想，嘱咐患者减少甲泼尼龙剂量（减至 32mg，qd）。停葡醛内酯、胃舒平、停环磷酰胺冲击疗法。

2017 年 1 月 5 日二诊。服上方后小便增多，眼睑浮肿、双下肢凹陷性水肿较前好转，胸闷气促较前缓解，腹胀除，食纳转佳，咳嗽减轻，微咳，稍感咽部痒，神疲乏力较前好转，仍腰酸，大便可。舌质淡红，苔薄白，脉沉细。血常规：白细胞 $1.98×10^9$/L，中性粒细胞 $1.69×10^9$/L。尿常规：尿蛋白（++）。胸片正常。

黄芪 30g，白参 10g，升麻 5g，柴胡 5g，仙茅 6g，淫羊藿 10g，芡实 10g，莲子 10g，茯苓 30g，薏苡仁 30g，生姜皮 10g，大腹皮 10g，知母 6g，黄柏 6g，熟地黄 60g，玄参 10g，麦冬 10g，五味子 10g，炙甘草 10g。14 剂。

辨治思路：服上方后小便量较前增多，胸腔积液吸收，内停之水湿较前减少，白细胞明显上升。治疗有效，再加用生姜皮、大腹皮加强利水消肿之力。嘱患者继续减甲泼尼龙片剂量（减至 24mg，qd）。

《本草纲目》说大腹皮可"降逆气，消肌肤中水气浮肿"，《医林纂要》说生姜皮"以皮达皮，辛则能行，故治水浮肿"。生姜皮、大腹皮二味相

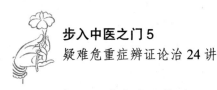

伍，乃临床常用药对，用于治疗皮下之水。我的经验，此二味联用对于胫部水肿疗效尤佳。

2017 年 1 月 19 日三诊。服上方后口干除，现症见：双眼睑稍水肿，小便量较前增多，双下肢微肿，视物模糊，时有手脚拘挛，双膝关节疼痛，大便正常。舌质淡红，苔薄白，脉沉细。尿常规：尿蛋白阴性。血常规：白细胞 3.29×10^9/L。

上方去知母、黄柏，加猪苓 10g，桂枝 3g。14 剂。

辨证思路：尿蛋白转阴，前方治疗有效。口干除，虚火得平，故去知母、黄柏。双眼睑及双下肢仍微肿，故加猪苓、桂枝，寓五苓散之意，以化气利水。嘱患者继续减甲泼尼龙片剂量（减至 20mg，qd）。

2017 年 2 月 7 日四诊。患者双眼睑、双下肢水肿已消，膝关节疼痛除，神疲乏力较前明显减轻。现症见：双眼干涩，视物模糊，余无其他不适。月经未至。舌质淡红，苔薄黄，脉沉细。尿常规项目均正常。血常规：4.44×10^9/L。

枸杞子 10g，菊花 10g，熟地黄 20g，麦冬 10g，五味子 10g，玄参 10g，黄芪 30g，白参 10g，淫羊藿 10g，仙茅 10g，怀牛膝 15g，桂枝 6g，茯苓 30g。4 剂。

辨治思路：患者双眼睑、双下肢水肿消除，故去利水渗湿之品。治疗重点在于双眼干涩，视物模糊。方随证转，药随法变。双眼干涩、视物模糊皆是肝肾阴亏之象，故仍以熟地黄、麦冬、五味子、玄参滋补肾阴，加入枸杞子、菊花，寓杞菊地黄丸之意，以滋肾养肝明目。嘱患者继续减甲泼尼龙片剂量（减至 16mg，qd）。

2017 年 2 月 21 日五诊。现症见：月经仍未至，眼干、水肿消失，精神可，无关节疼痛，二便可。舌质淡红，苔薄白，脉沉细。肝功能、小便常规、血常规均正常。

白菊花 10g，枸杞子 10g，当归 10g，熟地黄 30g，白芍 15g，川芎 10g，玄参 10g，山萸肉 10g，仙茅 6g，淫羊藿 10g，五味子 10g，炙甘草 10g。14 剂。

辨治思路：患者精神转佳，复查肝功能、血常规、尿常规未见异常。益气之法见功。女子以血为本，月经未至原因在于肾精亏虚，经血乏源。故用四物汤滋补阴血，枸杞子、菊花养肝明目。精血同源，山萸肉、五味子补肾益精。淫羊藿、仙茅温肾阳助精血化生。嘱患者继续减甲泼尼龙片剂量（减至 12mg，qd）。

2017 年 3 月 7 日六诊。患者诉眼干好转，纳可，二便可，无特殊不适。月经未至。舌质淡红，苔薄白，脉沉弦。血常规、尿常规正常。

白菊花 10g，枸杞子 10g，当归 10g，熟地黄 25g，白芍 15g，川芎 10g，淫羊藿 10g，仙茅 10g，五味子 10g，炙甘草 10g。14 剂。

辨治思路：月经仍未至，有形之血不能速生，效不更方。

2017 年 3 月 20 日七诊。经仍未至，无明显不适。血脂：脂蛋白 a 889mg/L（正常<300mg/L），余正常。

前方加白术 10g，白参 10g。

辨治思路：经仍未至，故予前方中加入白术、白参益气以生血。

2018 年 9 月 4 日因他病就诊，言服上方后月经至。甲泼尼龙片剂量逐减，至 2017 年 9 月全部停用，近一年病情缓解后未再反复。

病案 7　反复发作性晕厥

吴某，女，54 岁。

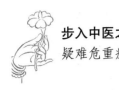

2017 年 6 月 15 日初诊。反复发作性晕厥 1 年余。患者诉 1 年前车祸后出现晕厥，于湘雅医院住院检查诊断为"血管迷走性晕厥"，但经治未见明显好转，每日发作 1 次，甚则 1 日 2 次，改求中医。现症见：无明显诱因阵发性晕厥，发则全身乏力，走路不稳，视物昏蒙，伴恶心呕吐，嗜睡，精神委靡，纳寐可，二便可。舌质淡红，苔薄白，脉沉细。

黄芪 50g，白参 10g，升麻 5g，柴胡 5g，桔梗 10g，红景天 10g，葛根 30g，丹参 10g，天麻 10g，蔓荆子 10g，炙甘草 10g。7 剂。

辨证思路：本案中医诊断为厥证，病机关键在于阴阳失调、气血逆乱所致。现代医学认为其病理机制是大脑及脑干的低灌注所致。本病患者病起于车祸，粗工一般从气滞血瘀辨证，概用活血化瘀为法治之。然患者现症见嗜睡，精神委靡，发则全身乏力，此乃宗气下陷、清阳不升之象。根据张锡纯所说，宗气"为诸气之纲领"，宗气亏虚，不仅可以导致"贯心脉以行呼吸"功能不足而出现胸痛、心悸、气短、上下气不相续接，而且可以导致神昏。气虚帅血无力，血脉无以灌注营养头目耳窍肢体诸脏，则肢体懈惰，好卧，耳目失聪，健忘。张锡纯在《医学衷中参西录》中指出："此气一虚，呼吸即觉不利，而且肢体酸懒，精神昏愦，脑力心思为之顿减""其神昏健忘者，大气因下陷，不能上达于脑，而脑髓神经无所凭借也。"因此，患者的病机关键在于宗气下陷。故方以黄芪、白参、升麻、柴胡、桔梗升补宗气；气虚不能运血，每致血络瘀阻，此为心脑血管病隐存病机，故加葛根、丹参活血通络；用蔓荆子升提引药上行；加用葛根升提；宗气亏虚，无力推动血行，用红景天益气活血通络；天麻能息风定眩，为治眩晕要药，故用之。

2017 年 6 月 22 日二诊。患者自诉服药期间前 4 日晕厥发作，发作时症状同前，后 3 日未发作，精神转佳，无畏寒，口干，无口苦，纳寐可，二便调。舌质淡红，苔薄白，脉沉细。

黄芪 50g，白参 10g，升麻 5g，柴胡 5g，桔梗 10g，红景天 10g，葛根 30g，丹参 10g，天麻 10g，蔓荆子 10g，炙甘草 10g，山萸肉 30g，三七 3g。14 剂。

辨证思路：服药后前 4 日仍发作，后 3 日未发作，治疗有效，药中病机。升陷汤加山萸肉乃张锡纯惯用之法，张锡纯在《医学衷中参西录》中讲到："萸肉救脱之功，较参、术、芪不更胜哉。盖萸肉之性，不独补肝也，凡人身之气血阴阳将散者，皆能敛之。故救脱之药当以萸肉为第一。"此处重用山萸肉 30g 不在救脱，旨在借其收敛固涩之力，固护宗气，上达神明。加用三七，配合丹参活血和血通络。

2017 年 7 月 11 日三诊。患者诉服上方后晕厥未发。

第22讲　年老疾病元精亏，填补先天常效捷

中年以后，随着年龄的增长，先天肾气日渐亏虚，因此，对于老年性疾病，填补先天是一个需要注重的方面。对于内科疾病的治疗，不同年龄的生理特点是必须加以重视的。

在临床上，不能被西医的一些观念所左右，以免产生一些错误的治疗思想。比如说脑梗死，西医说是血管不通，所以很多人就会把活血化瘀作为不移法则，但中医对于中风的病机认识与西医有着绝然不同的观点，中医认为中风有风、火、痰、虚、瘀的不同，而《景岳全书·非风》认为"卒倒多由昏愦，本皆内伤积损颓败而然"，"内伤积损"为发病的重要原因。所以，中医的治疗有息风、降火、化痰、补虚等，并非只有化瘀一法。而在老年中风患者的治疗中，填补肾精是一个非常重要的法则。

下面先看一个一过性脑缺血发作的患者治疗经过。

病案1　频发晕厥

一过性脑缺血发作，是指一条或多条脑血管缺血导致该供血区局灶性脑功能障碍，出现局灶性神经系统症状体征，并持续数分钟至数小时，1/3的一过性脑缺血发作患者将发展为卒中。临床表现：①颈内动脉系统一过性脑缺血发作可出现突发短暂的偏侧运动或感觉障碍，单眼一过性黑蒙，短暂的失语（优势半球缺血）。②椎-基底动脉系统 TIA 主要表现如眩晕，恶心呕吐，复视，一过性黑蒙；交叉性运动和感觉障碍；一过性意识丧失或猝倒发作。

陈某，男，70 岁，茶陵县人。

2011 年 1 月 15 日初诊。**晕厥反复发作 6 年，最长间隔 5～6 天就发作 1 次，近 3 年发作则出现短暂性右侧肢体活动不利。**入院前曾在当地医院住院治疗半月，病情无明显缓解，**每日发作晕厥 4～5 次。**

父病已久，子女很有孝心，不断地为老人寻找有效的治疗方法，当然包括中医药，在看过我的《道少斋中医讲稿后》，和我联系，随后转入我院治疗。

检查结果显示：甘油三酯增高。超声示双侧颈动脉斑块形成，动脉壁毛糙。头部 CT 示多发性腔梗、脑萎缩。入院诊断：①一过性脑缺血发作；②原发性高血压（3 级，极高危）；③腔隙性脑梗死；④慢性浅表性胃炎；⑤胃溃疡。处理：静脉滴注长春西汀注射液、血栓通注射液，口服尼莫地平、肠溶阿司匹林等。

兼见头晕眼花，夜间尿频，口干，舌质淡红，苔薄白，脉沉细。

该如何辨证呢？患者七十高龄，古人说，人活七十古来稀，当然了，这与古代生活环境、医疗条件有很大关系，现在 70 岁的人太多了。《素问·上古天真论》说："五八，**肾气衰，发堕齿槁**；六八，**阳气衰竭于上，面焦，发鬓颁白**；七八，**肝气衰，筋不能动，天癸竭，精少，肾脏衰，形体皆极**；八八，**则齿发去。"就是说男人过四十，肾精渐亏。**患者出现晕厥反复发作，同时有头晕眼花，夜间尿频，口干，舌质淡红，苔薄白，脉沉细。四诊合参，当为肾精亏虚，脑髓失养。故治当把培补肾精作为基本大法，方选左归饮为基本方。

晕厥，每发伴半身不遂，当从中风论治。关于半身不遂，王清任认为"亏损元气，是其本源，何以亏至五成方病？"其曰："元气衰则无力，元气绝则死矣。若十分元气，亏二成，剩八成，每半身仍有四成，则无病。若亏五成，剩五成，每半身只剩二成半，此时虽未病半身不遂，已有气亏之症，因不疼不痒，人自不觉。若元气一亏，经络自然空虚，有空虚之隙，

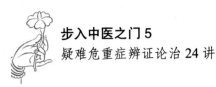

难免其气向一边归并，如右半身二成半，归并于左，则右半身无气；左半身二成半，归并于右，则左半身无气。无气则不能动，不能动，名曰半身不遂。"创补阳还五汤益元气，活血脉。故与前方合用之。

山茱萸 20g，熟地黄 20g，山药 10g，枸杞子 15g，麦冬 15g，怀牛膝 15g，杜仲 20g，何首乌 10g，天麻 10g，黄芪 30g，当归 15g，赤芍 10g，地龙 10g，丹参 20g，葛根 30g。5 剂。

2011 年 1 月 19 日二诊。服药第三天始，晕厥未再发作，舌质淡红，脉沉细。

葛根 30g，丹参 20g，黄芪 30g，当归 15g，赤芍 10g，地龙 10g，枸杞子 15g，麦冬 15g，山茱萸 20g，熟地黄 20g，山药 10g，怀牛膝 15g，杜仲 20g，何首乌 10g，天麻 10g。10 剂。

晕厥未再发作，1 月 28 日要求出院，遂守方带药 20 剂。

患者出院时说了很有意思的话，说你们用的西医和茶陵医院几乎一样，我在那也吃中药，为什么无效呢？是那里的中药质量不好吧？呵呵，患者感到困惑很正常，他不会知道中医开方还要辨证施治。

2011 年 2 月 18 日三诊。服上方，晕厥一直未再发作，但仍有尿频，口干，舌质淡红，苔黄燥，脉寸关弱。

上方去天麻，加菟丝子、覆盆子各 10g。20 剂。

2011 年 3 月 29 日四诊。未发晕厥，眼花，膝软，舌质淡红，苔薄白，脉弦。

葛根 30g，丹参 10g，黄芪 30g，赤芍 10g，地龙 15g，枸杞子 15g，山茱萸 10g，熟地黄 20g，山药 10g，怀牛膝 15g，杜仲 20g，何首乌 10g，天麻 10g。20 剂。

追踪半年，病情一直稳定。

病案 2　进行性延髓麻痹

接下来看一个中枢神经病变患者的中医治疗经过，目前这患者仍在我这里继续治疗中。

进行性延髓麻痹，很多从事中医的人可能不太了解，实话说，在这个患者求治前，我对该病也是不很清楚。有人会问，病都不清楚，你怎么治疗？呵呵，无论西医能否诊断清楚的疾病，中医通过四诊，都能找到相关的证候谱，中医治病的入手点在于四个字——辨证施治。下面先简单地了解一下该病。

进行性延髓（球）麻痹是延髓和桥脑颅神经运动核的变性疾病，为运动神经元病的一种类型，呈进行性吞咽、构音困难及面肌和咀嚼肌无力。常在 40 岁后起病，男性多于女性。最早的症状为构音困难，说话轻度不清。逐渐发展，则出现鼻音、嘶哑、咀嚼无力、吞咽困难，进食时易引起呛咳，唾液常从不能闭合的口唇流出，咳嗽不畅，喉部及气管分泌物无力咳出。至最严重时，舌、软腭、咽喉、声带、唇、面等肌肉均麻痹。神经系统检查，可见舌肌、面肌、咀嚼肌无力及萎缩，并有肌束颤动，尤以舌肌更为明显。双侧软腭不能提升，软腭反射及咽壁反射均消失。咽喉与面部感觉均无障碍。本病预后较差，若病变同时累及皮质脑干束，并有假性延髓麻痹时，则预后更差。多数患者因吞咽障碍而营养不良，呈极度消瘦，**最后，常因窒息或吸入性肺炎而死亡。患病后其平均存活期 2~3 年。**

这个患者的就诊经过很有意思。这患者来我们省中医院并非是冲着我来的，而是要找某教授治疗，到导诊台一询问，便改变了初衷，患者问："听说某某教授中医看得很好，是这样吗？"导诊小姐如实回答："你要找的某某教授是学西医出身的。"这一句回答，让患者及其家属非常失望，为什么？患这病看西医都一年多了，不见丝毫好转，病情还在逐渐加重。看

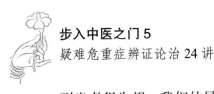

到患者很失望，我们的导诊小姐很热心，对患者说："我给你推荐个教授吧，这教授中医看得很好。"于是，这患者便变成我的病号了。

刘某，女，76 岁。

2010 年 2 月 22 日初诊。患者不能发音，不能吞咽。其夫说，因为不能吞咽，只好每天把米饭打成水浆慢慢灌服，每每被呛得上气不接下气，吃一餐饭如同受一次酷刑，极端痛苦。其舌肌萎缩非常严重，而且不能运动，舌面光而红绛，无苔。并说，因为不能吞咽，唾液不停从口中流出。每日夜间盗汗十分严重，衣被皆被汗湿，早上起来，床上便留一人影。

遂书脉案如下：发病 1 年，构音、吞咽困难，胸闷，舌肌萎缩伴肌颤，咽反射消失，饮水呛咳，流涎味咸，脱影，大便干燥，舌质红绛无苔，脉沉细。

熟地黄 30g，山茱萸 20g，怀山药 10g，龟甲 20g（先煎），鳖甲 20g（先煎），麦冬 20g，桔梗 10g，知母 10g，黄柏 10g，浮小麦 10g，麻黄根 10g。10 剂。

当时我的辨证思路是从以下几点入手的：一是老年患者，肾精常不足；二是病位在咽，足少阴肾经循喉咙，所以其病机可能与肾精亏虚有关；三是舌质红绛无苔，脉沉细，其病机为阴虚无疑；四是盗汗，阳虚多自汗，阴虚多盗汗，结合舌脉，当属阴虚盗汗；五是口中唾液不停外流，味咸，肾主唾，味咸归肾；六是肾司二便，肾阴亏虚，肠道失养，故有大便干结。

综上所述，从中医角度说，**足少阴肾经入肺，循喉咙，达舌根**。肾阴不足，虚火上炎，遂成咽喉之症。患者的症结在于肾精亏虚，阴虚火旺。因此，把填补肾精、滋阴降火作为治疗大法，方以大补阴丸加减。

大补阴丸出自《丹溪心法》，组成：黄柏（炒褐色）、知母（酒浸，炒）、熟地黄（酒蒸）、龟甲（酥炙）、猪脊髓。前四者皆滋阴补肾药，补水即所以降火。加脊髓者，取其通肾命，以骨入骨，以髓补髓也。药肆缺猪脊髓，故未用。用熟地黄、山茱萸、山药大补肾阴，知母、黄柏滋阴降火。加麦冬，滋水生金，清肺中伏火。经云："形不足者，温之以气；精不足者，补之以味。"故以龟甲、鳖甲血肉有情之品填补肾精。《丹溪逸书》云："其（龟甲）能补阴者，盖龟乃阴中至阴之物，禀北方之气而生，故能补阴，治阴血不足。"佐浮小麦、麻黄根收敛止汗，桔梗引药归病所。

2010年3月5日二诊。构音明显改善，可发音，但混沌不清，仍吞咽困难，舌质红润，舌可轻度外伸，感舌麻，盗汗明显减少，舌光红无苔，脉弦细。

上方去黄柏，加丹参、当归各15g。10剂。

药已中病，阴亏血亦不足，且久病入络，加丹参、当归养血活络。

2010年3月15日三诊。构音、吞咽较前好转，舌可伸出，侧向运动明显好转，口水黏涩，胸闷，失眠，舌质干红无苔，脉沉细。

熟地黄30g，山茱萸20g，怀山药10g，龟甲30g（先煎），鳖甲30g（先煎），麦冬10g，法半夏10g，知母6g，黄柏10g，夏枯草10g，桔梗10g，瓜蒌皮10g。7剂。

已见显效，仍守前法。失眠，加法半夏、夏枯草交通阴阳；胸闷，加瓜蒌皮宽胸理气。

2010年3月26日四诊。盗汗已痊，发音、舌体运动稍有好转，感胸闷，提不上气，口涎多，大便正常，口干喜热饮，面部肌肉僵硬2年，舌质淡嫩无苔，寸关脉弦，尺脉重按无力。

生黄芪20g，白参5g，升麻3g，柴胡5g，熟地黄30g，山茱萸20g，怀山药15g，龟甲10g（先煎），鳖甲10g（先煎），白僵蚕10g，桂枝10g，麦冬10g，瓜蒌壳10g，云茯苓15g，白术10g，炙甘草10g。5剂。

宗气行心血以司呼吸，感胸闷，提不上气，肺气亏虚，故以升陷汤升

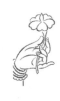
提宗气，加瓜蒌皮以宽胸，仍以熟地黄、山茱萸、怀山药、龟甲、鳖甲补真阴。盗汗已止，虚火已清，去知母、黄柏苦寒之品。畏寒、喜热饮，说明阴虚同时也显阳虚，口涎多，故以苓桂术甘汤化饮。面部肌肉僵硬，故佐僵蚕化痰以软坚。

2010 年 3 月 30 日五诊。病情好转，呼吸困难缓解，发音虽不清，但细辨可知其意，虽费时，每餐可慢慢嚼食半碗干米饭。

效不更方，15 剂。

其后仍以填补肾精为基本大法，间断佐用巴戟天、仙茅阴阳双补，随证加减。患者病情一直很稳定，两年多来未发生一次因不能吞咽而产生的肺部感染。虽未能尽愈其病，但获得较高的生活质量亦实属不易，家属非常满意，目前仍在治疗中。

病案 3 膝关节退行性病变

膝关节退行性病变系临床常见疾病，但很难取得满意的效果。笔者通过多年的临床摸索，从肾论治，以填补肾精为大法，缓缓图之，每可效出意外。

王某，女，68 岁。长沙市人。

2016 年 8 月 4 日初诊。右膝关节肿痛、屈伸不利，不能站立行走 2 个月，曾在长沙某市医院住院，经影像学检查明确诊断为膝关节退行性病变，治疗月余，病情无明显好转。刻诊见：右膝不能站立，立则疼痛难忍，行则依靠拐杖，局部无明显红肿，二便可，舌淡红，苔黄腻，脉沉细。证属肝肾亏虚，湿瘀痹阻。治宜培补肝肾，通痹止痛，方以左归丸合四妙丸合活络效灵丹加减：

熟地黄 20g，山茱萸 15g，山药 15g，木瓜 15g，怀牛膝 15g，薏苡仁 30g，苍术 15g，黄柏 10g，川续断 10g，杜仲 10g，补骨脂 10g，骨碎补 10g，当归 10g，丹参 10g，乳香 6g，没药 6g。14 剂。

辨治思路：《内经》云："七八，肝气衰，筋不能动；八八，天癸竭，精少，肾脏衰，形体皆极""腰者，肾之府，转摇不能，肾将惫矣；膝者，筋之府，屈伸不能，行则偻附，筋将惫矣；骨者，髓之府，不能久立，行则振掉，骨将惫矣。"可见老年膝痛多为肝肾精气亏虚，不能滋养筋骨而致，亦即"不荣则痛"。患者发病于长夏，实乃肾气亏虚，湿热乘虚内侵，阻滞经脉，而发为膝关节疼痛。

故方用左归丸以培补肝肾，填精益髓。方中熟地黄滋肾填精；山茱萸养肝滋肾；山药补脾而滋肾；川续断、杜仲、补骨脂、骨碎补、牛膝以益肝肾，强腰膝，健筋骨；当归以补血活血而止痛；合用四妙丸清热利湿，舒筋止痛；加木瓜走膝部化湿舒筋通络。痹久不愈，邪入经络，必致血脉不畅，故用活络效灵丹以活血祛瘀，通络止痛。方中丹参活血祛瘀止痛；当归补血活血，祛瘀而不伤血；配乳香、没药活血行气止痛。

2016年8月18日二诊。疼痛大减，弃杖，无明显红肿，舌质淡红，苔薄白，脉弦。

上方去乳香、没药，加菟丝子15g，巴戟天10g。14剂。

辨治思路：患者症状明显改善，可弃杖行走，故去乳香、没药行气止痛力强之药，加菟丝子、巴戟天温肾益精之品以巩固疗效。

2016年9月1日三诊。膝微痛，余无明显不适，舌质淡红，苔薄白，脉沉细。

守方，20剂。

辨治思路：效不更方。

2016年10月11日四诊。膝胀，肢凉，舌质淡红，苔薄白，脉沉细。

前方去苍术、黄柏，加仙茅10g，淫羊藿10g，桂枝5g。14剂。

辨治思路：患者症状缓解，故仍用上方。现感膝胀，肢凉，为久用清热利湿之品，损伤阳气，故去清热燥湿之苍术、黄柏，加仙茅、淫羊藿补肾温阳除湿，桂枝温通经脉。

2016 年 11 月 13 日五诊。症状大减，舌质淡红，苔薄白，脉沉细。

守方以待，30 剂。

2016 年 12 月 20 日六诊。膝关节活动大为好转，微痛，舌质淡红，苔薄白，脉沉细。

熟地黄 15g，山茱萸 15g，山药 10g，补骨脂 15g，骨碎补 10g，当归 15g，菟丝子 10g，川续断 10g，杜仲 10g，怀牛膝 15g，仙茅 6g，淫羊藿 10g，丹参 10g，三七粉 5g（吞服）。20 剂。

辨治思路：患者膝关节活动大为好转，故守方思路不变。微痛，可视为年老体虚，肝肾不足所致，继用左归丸以培补肝肾，填精益髓；继用补骨脂、骨碎补、菟丝子等温肾阳，益精血；疼痛大减，去活络效灵丹，用丹参、三七养血和通络。

2017 年 2 月 28 日七诊。平路行走可，上楼时右膝时有疼痛感，舌质淡红，苔薄白，脉弦。

熟地黄 15g，山茱萸 10g，山药 10g，杜仲 10g，当归 10g，菟丝子 10g，怀牛膝 15g，补骨脂 10g，骨碎补 10g，川续断 10g，木瓜 10g，川芎 10g。30 剂。

辨治思路：年老肾虚之人易得退行性病变。诸症基本缓解，仍以左归丸加补骨脂、骨碎补、川续断以益肾强筋健骨，木瓜引药入膝化湿舒筋，川芎活血止痛以巩固之。

病案 4　甲状腺功能减退症

苗某，女，76 岁，陕西人。

2017 年 2 月 28 日初诊。半年来，周身畏冷，尤以脊背为甚，四肢不温，纳可，大便正常，夜尿频，舌质淡红，苔薄白，脉沉细。甲状腺功能：TSH 15.41mIU/L，T$_4$ 5.10ug/dl。西医诊断：甲状腺功能减退症。中医诊断：虚劳。病机：肾阳亏虚，失于温煦。治法：温补肾阳，填精益髓。方选右归丸加减。

制附子6g（先煎），桂枝6g，干姜6g，鹿角胶10g（烊化），熟地黄15g，山茱萸10g，山药10g，菟丝子10g，当归10g，益智仁20g，乌药6g。7剂。

辨证思路分析：《金匮要略》首倡虚劳病名，分阳虚、阴虚、阴阳两虚三类。患者症见周身畏冷，四肢不温，"阳虚生外寒"，可见患者属阳虚。而脊背畏冷尤甚，《灵枢·经脉》云：**"肾足少阴之脉……贯脊，属肾""督脉者，起于少腹以下骨中央（胞中），下出会阴，经长强，行于后背正中，上至风府。"督脉两络于肾**，知患者当属肾督阳气亏虚。肾阳为一身阳气之本，"五脏之阳气，非此不能发"，它能推动和激发脏腑经络的各种功能，温煦全身脏腑形体官窍。若肾阳虚衰，则阳气不振，不能温煦肌表而畏寒肢冷。肾主封藏，司二便，阳虚而膀胱不固，则见小便频。故治宜温补肾阳，填精益髓。方选右归丸加减，方中附子、桂枝、干姜温壮元阳；鹿角胶、菟丝子温肾阳，益精血；熟地黄、山茱萸、山药滋阴益肾，填精补髓。配方讲究阴阳互济，正如《景岳全书·新方八略》说："善补阳者，必于阴中求阳，则阳得阴助而生化无穷；善补阴者，必于阳中求阴，则阴得阳升而泉源不竭。"益智仁、乌药合山药组成缩泉丸，患者小便频，用以温肾祛寒缩尿。

肾督阳虚之人，总以右归饮、右归丸为底方加减为好，该方出自《景岳全书》，配方特点阴中求阳，乃肾督阳虚首选之方。《本经逢原》说："鹿角……熬胶则益阳补肾，强精活血，总不出通督脉补命门之用。"凡脊背冷痛，鹿角、鹿角霜、鹿角胶为必用之品。

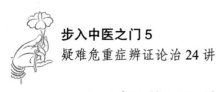

2017 年 3 月 9 日二诊。小便频、灼热，喜温饮，背冷，汗出恶风，舌质淡嫩，苔薄白，脉沉细。尿常规：隐血（+++），红细胞 633/uL，白细胞（+++）8401/uL，尿蛋白（+++）。

制附子 10g（先煎），干姜 6g，炙甘草 10g，萹蓄 10g，瞿麦 10g，淡竹叶 10g，通草 10g，凤尾草 15g，鱼腥草 15g，川牛膝 15g，滑石 30g。7 剂。

辨证思路分析：患者仍背冷，且喜温饮，淡嫩舌，薄白苔，可知患者仍以肾阳虚为本，故选用大辛大热之四逆汤温肾阳散寒。但患者症又见小便灼热，且小便常规见白细胞（+++），明显又感湿毒之邪，发为膀胱湿热，故用八正散去大黄，加川牛膝、鱼腥草、凤尾草清热泻火，利尿通淋。

2017 年 3 月 23 日三诊。背冷、汗出好转，已无小便灼热，仍小便频，恶风，大便正常，舌质淡红，苔薄白，脉沉细弦。尿常规正常。

制附子 15g（先煎），干姜 10g，炙甘草 10g，鹿角霜 15g（先煎），菟丝子 10g，当归 10g，白参 10g，茯苓 30g，白术 10g，生姜 3 片。7 剂。

辨证思路分析：患者已无小便灼热，膀胱湿热已除，故去清热利尿通淋之品。但肾督阳虚仍存，故续用右归饮加减以归复元阳。方中制附子、鹿角霜、干姜温肾阳，佐当归、菟丝子益肾精，此乃阴中求阳之配伍。《伤寒论》305 条说："少阴病，身体痛，手足寒，骨节痛，脉沉者，附子汤主之。"304 条说："少阴病，得之一二日，口中和，其背恶寒者，当灸之，附子汤主之。"方中白参、茯苓、白术、生姜合附子取附子汤之意，用以温肾助阳。

2017 年 4 月 6 日四诊。脊背冷明显改善，惟有上背冷，汗出好转，口中和，喜温饮，二便正常，舌质淡红，苔薄白，脉沉细。

制附子 15g（先煎），炙甘草 10g，鹿角霜 15g（先煎），茯苓 15g，白术 10g，白芍 10g，白参 15g，桂枝 10g。14 剂。

辨证思路分析：患者症状明显改善，效不更方，继用附子汤温肾助阳，加鹿角霜增强温督之功。

第23讲 妇人杂病有特点，经带胎产需占验

中医《十问歌》中有这么一句："妇人尤必问经期，经带胎产全占验。"一般的中医或对中医缺乏真正了解的人，常把这句话看作是妇科病的问诊要点。其实不然，对于中医内科大夫来说，也是非常重要的。

众所周知，妇人由于生理特点不同，其病理有其独特之处，而其临床发病也常常有着不同的表现。若不明白这一层，很多重要的四诊因素常常会被忽视，你的诊疗技能就会低人一筹。"妇人尤必问经期"，别小看了这一句，它对临床极有指导意义！

病案1 尿频—痛经

接下来说一个尿频的患者。

李某，女，24岁。

2011年3月29日初诊。主诉尿频已久，每日10余次。

尿频最常见的病机有肾阳不足、脾气下陷、湿热下注、肾气不固等，所以问诊要问到每一证型的特征性症状。也就是说，通过问诊，做出证候鉴别诊断，以判定病机。

通过交流，患者说尿频不痛，一年四季很怕冷，扪之四肢冰冷，视其舌质淡红，苔薄白，诊其脉沉细。四诊合参，基本可以断定是肾阳亏虚，肾失封藏。

患者就诊时不停地皱眉，皱眉常常提示身有所苦。《十问歌》里有一句话："妇人尤必问经期，经带胎产全占验。"这一句话很多人理解为妇科病的问诊要点，其实不然，作为内科医生，若是诊妇人病，亦需注重。因

为人是一个整体，通过妇科的问诊，我们可以得到更多的信息，为进一步判断病机提供佐证。未想一问妇科情况却得到以下信息：患者正值经期，少腹冷痛，经色暗，有大量瘀血块，伴腰痛，且每月经行均如此。这组症状的病机很显然是寒凝胞宫，是外寒直中胞宫，还是阳气不足，虚寒内生呢？足少阴肾经起于胞中，肾司二便，少阴阳气不足则气化失司，故尿频；肾阳亏虚易致宫寒，故有痛经。结合前面问诊所得，可以判定是肾阳不足，不能温煦胞宫所致。所以更进一步断定，尿频系肾阳不足，肾失封藏。

该如何治疗呢？急则治其标，缓则治其本。痛经为目前最痛苦的症状，尿频为久病，故分层而治，先温阳散寒、调经止痛。用方如下：

制附子 10g（先煎），干姜 10g，炙甘草 10g，鹿角霜 30g（先煎），桂枝 10g，当归 15g，细辛 3g，香附 10g。7 剂。

方用四逆汤散少阴寒邪，加鹿角霜、细辛入肾督温阳，桂枝通阳化气，当归、香附理气和血以止痛。

2011 年 4 月 7 日二诊。服上方 2 剂，痛经即止，腰腹痛除，畏寒明显减轻，尿频依旧，舌质淡红，苔薄白，脉沉细。

上方加芡实、金樱子各 10g。7 剂。

2011 年 4 月 14 日三诊。尿频除，已不畏冷，舌质淡红，苔薄白，脉沉细。

效不更方，前方守 7 剂。

一诊重在调经，二诊合水陆二仙丹固下焦。急则治标，缓则治本也。

病案 2　偏头痛—痛经

艾某，女，27 岁。

两侧偏头痛反复发作 5 年，就诊于多家中西医医院，病情不能有效缓解，2012 年 6 月 18 日经人介绍来诊。诉两侧偏头痛，胀痛，几乎每日必

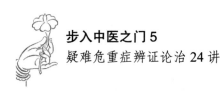

发作 1~2 次，纳可，口不干，二便可，经行腹痛，经量少，色黑多瘀块，经前乳胀。视之舌质淡红，苔薄白，脉无典型病象。

柴胡 10g，枳实 10g，白芍 30g，炙甘草 10g，陈皮 10g，川芎 20g，香附 10g，蒲黄 10g，五灵脂 10g。7 剂。

2012 年 6 月 25 日二诊。诉服上方，疼痛发作次数明显减少，疼痛程度明显减轻。久病入络。

上方加蜈蚣 1 条（研末吞服），全蝎 3g（研末吞服）。7 剂。

2012 年 7 月 19 日三诊。服上方 5 剂后，头痛未再发作，15 日来月经，小腹疼痛较以前经行明显减轻，乳胀也减，经量仍少，舌质淡红，苔薄白，脉弦。

柴胡 10g，枳实 10g，白芍 30g，炙甘草 10g，陈皮 10g，川芎 20g，香附 10g，蒲黄 10g，五灵脂 10g，延胡索 10g。7 剂。

嘱每月经前 7 天服用上方，连用 3 个月经周期。

诊疗思路：患者就诊时诉两侧偏头痛，胀痛，几乎每日必发作 1~2 次，纳可，口不干，二便可，似无证可辨。然两侧偏头痛，从经络辨证说，一般病在肝胆。妇人以肝为先天之本，"妇人尤必问经期，经带胎产全占验。"当人体的功能失调，往往其病证可以以多种形式、在多个病位上表现出来。一问就问出了很多辨证的要素，经行腹痛，经量少，色黑多瘀块，经前乳胀。痛经与头痛，从中医的角度来说，存在内在的联系。从西医学的角度来说，血管神经性头痛、痛经好像是互不关联的两个病症。中医根据四诊合参，把两侧偏头痛、经行腹痛、经量少、色黑多瘀块、经前乳胀进行综合分析，即可得出偏头痛的病机就是肝郁气滞，血脉瘀阻。血管神经性头痛、痛经按中医来说，都是肝郁血瘀表现在外的征象。因此，方以柴胡疏肝散合失笑散加减，疏肝理气，活血止痛。两诊 5 年头痛得愈，且经行腹痛亦减，即为药证相符明证。

病案 3　右半身畏寒

王某，女，40 余岁。

2009 年 6 月 20 日初诊。左半身热、右半身凉十几年，久治不效，求中医诊疗，入住我科。长沙是有名的火城之一，时在 6 月，查房的时候，患者右半身盖着被子，左半身露在被子的外面，管床医师给予静脉滴注血塞通（三七总皂苷注射液），但开方子就不知怎么入手了。

左半身热，右半身凉，这样的病我行医快 30 年了，也未见过。根据问诊的要求——问来，始终未得要领。最后问到生育史的时候，患者说出了患病的原因，是在生完小孩后，喜欢将小孩放在身体的左侧，怕挤着小孩，常常把自己的右半身移到了被子的外面，于是感寒，留下了这病根。除此症外，并无其他病苦，纳可，二便调。视其舌质淡嫩，边有齿痕，苔薄白，脉沉细。

桂枝 10g，生白芍 10g，白术 10g，防风 6g，生姜 3 片，大枣 10 枚，鹿角霜 15g，制附子 6g（先煎），生黄芪 30g，当归 15g，活血藤 15g，鸡血藤 15g。

8 剂，十余年之痼疾若失。

辨证思路：很显然这是个寒邪客于半身的疾患，寒邪外客，温散寒邪当是不移之大法。人之身体左右有阴阳之分，半边热，半边寒，乃左右阴阳不和，治当调和阴阳，取桂枝汤法。又思王清任治半身不遂，认为是左右气血不周流，故参以补阳还五汤益气活血之灵机，与此左右寒热不均颇有病理相似之处，故方中复入王氏之法。

方以桂枝、白芍调和阴阳，生黄芪、当归、活血藤、鸡血藤益气养血

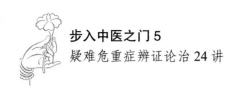
和血，联用玉屏风散益气固表，伍鹿角霜、制附子温阳散寒。方药对症，十余年痼疾，8 剂而愈，可谓效若桴鼓。

下面的几个病例我在《步入中医之门 1》中曾说过，阅后相信对妇人内科病的治疗特点有启迪作用，故重录于此。

病案 4　经行晕厥

此患者是长沙建设银行的一名职员，女性，42 岁。一年多来反复发作晕厥，曾在某医科大学几所附属医院多次就诊，经做头部 CT、24 小时动态心电图、脑电图、脑血流图、颈部 X 线片、经颅多普勒等多项检查，都没明确诊断。经过一年多的西医诊治，晕厥仍反复发作，一点效果都没有。有时上班的时候发作，弄得整个营业厅都不能正常工作。于是有同事提醒，你去试试中医吧。

患者就这样到了我们医院。我们是心内科，心脑血管性疾病常常在生理、病理上联系得比较密切，所以这患者经熟人介绍就住到我们科了。

患者入院后完善了相关检查，主管医师当然也下不出个明确诊断，于是就把这难题交给了我。坦率地说，看完病历及相关资料，我也说不出一二三来。但患者既然没有查出器质性疾病，那就应该是功能性的了。学中医的人一定要坚信，功能性疾病，西医常常说不明白，但中医治疗有优势，运用中医理论常常可以找出疾病的症结，从内稳态角度发现人体的阴阳气血失衡所在，根据辨证结果，立法组方，常能获得满意的疗效。患者是冲中医来的，那我们就要发挥中医药的优势，怎么也不能让患者失望。

于是，我就细细地查看患者，详细询问病史，询问晕厥发作前的征兆、发作的特点、与体位是否有关，但没找到任何有诊断价值的线索。最后，问到发作在时间上是否有规律，患者说出了一个很关键的发病特点，说每次发病都在经期，进一步了解，患者一般经来前几天会感到头晕，行经前无腹痛、腹胀，也没有乳房胀痛等不适感觉，经行的第一天量较少，第二、三天量较多，色淡，无瘀血块，这第二、三天也就是晕厥发作次数最多的时间，少则 1 次，多则 2～3 次。经行过后一周内都会感到极易疲倦，常有畏寒的感觉，难以胜任正常工作。我问患者，你这些情况以前和医生说过吗？她的回答是以前都看神经科，医生没问过，自己也认为经行时间发病与诊断无关，所以也没告诉医生。视其舌淡红，苔薄白，脉细弱。

详细而周密的问诊，对于诊断疾病、判别证候来说是极为重要的，是正确辨证的基础。临床上，我们用药不能取得满意的疗效，常常是因为我们问诊不够全面认真，没能找到疾病的真正症结所在！

很简单，按照中医诊断来说，就是个"经行晕厥"，西医可考虑诊断为"血管收缩性晕厥"。于是我告诉患者，你这病有治，最后治愈你的是中医中药，如果我不行，我再给你介绍名家。我为什么说这话？患者病久了，精神负担很重，信心不足。中医治病很强调"移情易性"，给患者以鼓励，减轻患者精神压力，对于临床取得满意的疗效来说很重要。这就是为什么有那么多中医名家说"中医治人"啊！

现在，我们一起来分析一下，看看该如何进行辨证施治。首先，把症状归纳一下：经行前头晕，昏厥发作在经行量多的第二、三天，经行后疲倦乏力，常有畏寒，经行量多、色淡，无腹痛、乳胀，舌质淡红，苔薄白，脉沉细。

不难看出，这患者发病病机很简单，血为气之母，血载气，妇人以肝血为先天，经行之时肝血下注胞宫，经行量多，气随血陷，不能上养清窍，故发晕厥。气血实为阳气化生之源，故经行量多，其后阳气受损，所以经后有畏寒现象。法当益气升阳，调和气血，佐以温补元阳。治以补中益气汤加减：

黄芪 30g，党参 15g，白术 10g，当归 15g，升麻 3g，柴胡 5g，白芍 15g，熟地黄 20g，制何首乌 20g，仙茅 6g，淫羊藿 10g，炙甘草 6g。

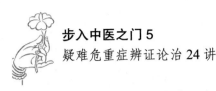

方用黄芪、党参、白术健脾益气，升麻、柴胡升举清阳，当归、白芍、熟地黄、制何首乌养血和血，仙茅、淫羊藿温补阳气。为什么不用附、桂？我的临床体会是附、桂散寒之力有余，而温补之功不足，对于阴血有损的患者尤为不宜。仙茅、淫羊藿性柔质润，善于温补，且不伤阴血，所以就此患者来说，使用尤宜。炙甘草调和诸药。全方用药平淡而精简。

有人会问，住院患者你难道就只给她服中药，这样能留住患者吗？我告诉你，用了，用的什么？黄芪注射液 40mL 加 5% 葡萄糖 250mL，静脉滴注，日 1 次。选用中药注射液，依旧是遵照中医的辨证结果。

患者服药 8 天，月经来潮，经前依旧头昏，但较以前大为减轻，整个经期患者未再发作晕厥，经后也未出现明显的疲倦。患者就来信心了，说一定要全好了再出院。可我劝患者出院了，为什么？妇科经病，勿须常月吃药，一般来说，在经前 1 周服用中药效果最好。经前为血海下注之时，气血最易紊乱，气血阴阳的失衡也最易发生在此时，这时是中药调节阴阳平衡，使之达到"阴平阳秘""气血冲和"的最好也是最关键的用药时机。况且，我也要考虑我科的病床周转率，每个单位都在讲效益，对吧？呵呵。

患者出院了，带方 7 剂，嘱其经前 1 周服用。用药第三个月，经行前来复诊，说出院后第一个月，经来小腹冷痛，经行的第一天有少量黑色瘀血块，其他无异常感觉。经了解，患者是经前受寒了，其行经腹痛，有瘀血块，为寒邪客于胞宫。于是在前方的基础上加用艾叶 6g，香附 6g，炮姜 3g，予方 7 剂。

患者第五个月经前来诊，说上个月经行色、质、量无异常，经前无头晕，出院后经期一直未发晕厥，问是否还需要服药？视其舌，诊其脉，气血冲和，遂告之可停药。予以观察，追访近一年，病情稳定。

很多疑难疾病，现代医药常束手无策，既弄不清诊断，也缺少有效的治疗方法。而当我们运用中医理论的时候，很容易找到疾病的关键所在。当然，只有辨证准确，才能制定合理的治疗法则，合理选方，从而获得满意的临床效果。本案所使用的中医理论，可以说都在《中医基础理论》中学过，并非专业的中医妇科医生才懂，用的方剂也是每一名中医大夫所掌握的，并非专职的中医妇科大夫才明白。所以，可以这么说，中医的理论是完全能够指导临床的，问题在于你是否真正地掌握了中医的基础理论，是否真正能在临床上合理运用？！

病案 5　顽固性失眠

失眠一症，临床极为常见。关于其证治，尽管《中医内科学》讲述得很详细，然而要取得满意的临床疗效并不容易。很多时候，问题是因为我们四诊不到位，导致了辨证失误所致。下面看一个病例。

董某，女，47 岁。

顽固性失眠 3 年，长期服用安眠药"阿普唑仑" 1 ~ 2mg，每夜睡眠不足 4 小时。后曾多次就诊中医，疗效也不明显。视其曾用方，有温胆汤、酸枣仁汤、归脾汤、安神定志丸等，可以说常用的安神剂基本都用过了。2007 年 7 月 1 日经人介绍来我处就诊。

《中医内科学》将失眠分为肝火扰心、痰热扰心、心脾两虚、心肾不交、心胆气虚五大证型。当时我就按这几个证型一个一个的详细问诊，结果是既无寒热、饮食、二便之变，更没有以上几个证型的特征性症状，视其舌象亦无明显异常，诊其脉小弦，似无证可辨。可能读者在临床上也碰到过类似的情况，很多临床医生遇到这种情况，可能就开张所谓的经验方打发患者，反正长期失眠的患者也不会出什么大事，对吧？！呵呵，要是这样做，那可是对患者不负责了。

无证可辨，每每系问诊没到位，很多疾病常常是"独处藏奸"，若能抓到其"藏奸之处"，则疑难之处便可随之而解。苦思良久，就想到这《十问歌》中的"妇人尤必问经期"，未想就问出了疾病的症结所在。患者说每月月经提前 5 ~ 7 天，经行前两天彻夜失眠，月经量少，经来乳胀、小

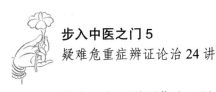
腹痛。中医说肝藏魂，肝失调达，魂魄不藏，就能导致失眠。同时啊，中医也认为肝藏血，下注血海以化为月经，如果肝失疏泄，就会有月经病变。综合舌脉，很显然，患者的病机关键就是肝气郁滞。病机即明，治疗也就很简单了。当从肝治，调理肝气，交通阴阳。于是开出了很简单的一个处方：

柴胡 10g，当归 20g，白芍 10g，白术 10g，香附 6g，百合 30g，生地黄 15g，合欢花 10g，半夏 10g，夏枯草 10g，生龙骨 30g（先煎），生牡蛎 30g（先煎）。

这方子大家一看便明白，以逍遥散作为基本方疏肝理气，佐入合欢花解郁安神，半夏、夏枯草交通阴阳，生龙骨、生牡蛎重镇安神。肝郁易化火，故入百合地黄汤甘寒滋阴，以防其变，治未病也。

患者复诊时告诉我的疗效是大大地出乎我的意料，说服药的当天就美美地睡了 10 小时。服药 7 剂期间，失眠质量非常好。为巩固疗效，同时撤掉西医的安眠药，继进 7 剂，3 年的顽疾也就痊愈了。

可见，对于诊治妇人内科杂病来说，问月经变化是非常重要的一个方面。

病案 6　骨空乏力感

曾诊治我们医院某护士 29 岁弟媳，2008 年 5 月 2 日初诊。来诊的时候说 2 个月来四肢无力，感觉四肢的骨头是空的，两腿难以支持走路，气短乏力，睡眠不好，纳差，二便尚可。曾在西医院看过风湿科、内分泌科，做过很多检查，未发现异常结果。西医未能明确诊断，当然，也就没有什么好疗效了。

自感四肢骨空乏力，中医书中很少有类似的论述。想一想，根据中医理论，关于其病机我们可以做出怎样的推理？干中医的人，在临床上很多时候会碰到一些奇症怪病，而又无现成的经验可以借鉴，这就要求我们要充分发挥所学，加以思考，只有这样才能把所学到的基本理论用活，做到灵活变通！

自感骨空乏力的病机，我们可以做这样一些推测：①肾主骨，若肾精亏虚，不能荣骨。②气血亏虚，不能荣骨。③病在四肢，脾主四肢，脾气亏虚，不能营养四末。

通过问诊，发现患者月经来的第二天开始，自感四肢骨空乏力更加严重，一点力也用不上，几乎不能起床、自行站立，月经量多，色淡。视其舌质淡，苔薄白，诊其脉细弱无力。从月经入手分析，月经量多，兼见色淡，舌质淡，苔薄白，脉细弱无力，可以断定为脾气亏虚，不能摄血，其血亦亏。而脾主四肢，气血亏虚，四肢失养，故自感四肢骨空乏力。经期失血，气随血耗，筋骨失荣，所以症状就更重了。治以益气摄血，养血通络。用方如下：

白参 10g，生黄芪 50g，升麻 3g，柴胡 5g，桔梗 10g，当归 15g，活血藤 15g，鸡血藤 15g。

这方子其实就是补中益气汤化裁，益气摄血，加桔梗加强升提功效，佐活血藤、鸡血藤养血和血，以枝入肢，引药至病所。

患者二诊时说，5 剂后症状明显好转。再自购 7 剂，后经来骨空乏力均消失，经量正常。效不更方，嘱其下月经来前一周用上方 7 剂。后随访，病情未再反复。

本讲诸案均可算得上内科疑难杂症，在诊治过程中，问诊注重妇人独特的生理特点，运用中医基本理论，通过对患者月经情况的问诊，结合症状、舌脉，从而准确地把握住了病机关键，取得十分满意的效果。可见《十问歌》中"妇人尤必问经期"，实乃经验之谈，临床不可忽视之！

第24讲　读书跟师勤临床，方有活水源头来

要成长为一名好中医其实很不易，第一个条件就是要多读书，不仅要多读经典，而且对古今各家学说也要有充分的了解，对于现代中医学家的一些新观点也要了解学习。同时，要尽量多跟师，跟师学习过程也就是对理论加以深化掌握的过程。另外，必须勤于临证，古人说得好，"书上得来终觉浅，绝知此事要躬行。"

四大经典的重要性勿需赘言，不熟读经典，中医的临证水平就很难提高。下面看几个病例。

病例1　顽固性失眠呃逆

这是一个顽固性失眠、呃逆的案例，在辨证中运用了《素问·逆调论》中的"胃不和则卧不安"及失眠从交通阴阳入手治疗的理论。

患者是湖南某省级医院肝胆外科一高年资医生的母亲，因胆结石行胆囊切除术，术后严重失眠，每天睡眠不到2小时，腹胀，呃逆不止。老太太的两个儿子均在西医院工作，其一儿媳也在某医科大学工作，认识的西医专家很多，可以说半年看遍了湖南消化名家，都没什么效果。老太太对他儿子说，带我看看中医吧。其干肝胆外科的儿子说，中医不可靠，没什么用，中药还有很大的副作用。不同意！不同意？你有办法治好我的病吗？！老太太说，你们没办法，干吗不让我试试中医？拗不过老人，只好送他的老母亲来到我们医院，经熟人介绍找到我。看完病，其儿子和我交流说，你们中医总让人弄不明白，有时候能调整一些功能失常疾病，但也有很多副作用，比如肾衰竭啊，乌头碱中毒啊。大概他看了不少有关木通导致肾

损害、乌头碱中毒的报道，给人的印象就是不信中医。

当时诊得其母亲的主要症状就是：严重失眠，噩梦纷纭，腹胀，呃逆整天不止，呃声响亮有力，口苦，舌质红，苔黄腻，脉滑。

诊查完，我问家属，你母亲术前有这些不适吗？他说是术后1个月才出现的。我说，这大概是你们说的什么术后综合征吧？他未置可否。我就说，这个你们不如我们。遂开方一首如下：

竹茹10g，枳实10g，陈皮10g，姜半夏10g，云茯苓15g，旋覆花6g（包煎），柿蒂10g，香橼皮10g，夏枯草10g。5剂。

大家从我的方中就可以看出我的辨证思路了。审证求因，患者呃逆整天不止，呃声响亮有力，口苦，舌质红，苔黄腻，脉滑。典型的痰热中阻，气机失调，胃气上逆冲膈。故方以温胆汤清化痰热，旋覆花、柿蒂降逆止呃，香橼皮理气和胃。

失眠该如何用药呢？首先要弄清失眠的病机关键，这点在《内经》里有详尽的讲解，《灵枢·口问》曰："卫气昼日行于阳，夜半则行于阴，阴者主夜，夜者卧……阳气尽，阴气盛则目瞑，阴气尽而阳气盛，则寤矣。"《灵枢·邪客》云："今厥气客于五脏六腑，则卫气独卫其外，行于阳，不得入于阴。行于阳则阳气盛，阳气盛则阳跷满，不得入于阴，阴虚故目不瞑。"由此可见，《内经》认为失眠主要是各种原因引起的阴阳失调所致。故《临证指南医案》云："不寐之故，虽非一种，总是阳不交阴所致。"因此，其治疗关键也就在于交通阴阳了，《内经》用的是半夏秫米汤。

古人说"胃不和则卧不安"，足阳明胃脉之正络心，胃经痰热沿经上扰心神，故不眠。不眠的机制是什么？是阴阳不交。治疗上需交通阴阳，所以就用了夏枯草配半夏。其实，这种配伍方法就是《内经》十三方之一的半夏秫米汤方意。夏枯草生发于春，枯于夏，随阳升而长；半夏生于夏，而枯于冬，随阴升而生，二者相伍，正好应了一年四季的阴阳交替，配在一起是最好的交通阴阳的药对。《冷庐医话》卷三引《医学秘旨》云："余尝治一人患不睡，心肾兼补之药遍尝不效。诊其脉，知为阴阳违和，二气不交。以半夏三钱，夏枯草三钱，浓煎服之，即得安睡，仍投补心等药而愈。盖半夏得阴而生，夏枯草得至阳而长，是阴阳配合之妙也。"

将半夏、夏枯草二药合用治疗失眠症的记载很多，《重庆堂随笔》谓夏枯草"散结之中兼有和阳养阴之功，失血后不寐者服之即寐"。《本经疏证》亦谓其能"通阴阳……治不眠"。《重订灵兰要览》谓："不寐之证……椿田每用制半夏、夏枯草各五钱，取阴阳相配之义，浓煎长流水，竟覆杯而卧。"古人说这二味同煎治失眠，可以覆杯而卧，就是放下杯子就睡着了，神吧！

当今著名中医学家朱良春先生亦擅用二者配伍治疗失眠，并自拟"半夏枯草煎"，基本方由姜旱半夏、夏枯草各 12g，薏苡仁（代秫米）60g，珍珠母 30g 组成，治疗顽固性失眠，尤其对慢性肝炎久治不愈或误治或久服西药致长期失眠者，疗效颇著。

5 天后，其儿媳带着老人来复诊，老人告诉我说，她儿子不好意思带她来找我看病了，为什么？吃了第一剂药当天就睡了 6 小时，呃逆减大半，腹胀明显好转。她儿子感叹，中医还有用，一诊见面当着我说了中医不可信的话，二诊当然就不好意思见我了，这不让其妻子陪老人来看病了。

效不更方，前方加丁香 3g，再 5 剂，病若失，予健脾之品而收功。

病案 2　胆囊术后焦虑

学好《伤寒杂病论》是中医辨证用药的前提，经方不仅组方简洁，而且疗效十分可靠。前面我说了很多运用经方治疗疑难病的例子，但都是根据原方证所用的，下面说说变法使用经方的病案。

上一例是一个胆囊切除术后严重失眠的患者，这一个病案说的是一位胆囊切除术后焦虑的治疗思路。

罗某，男，67岁。

2008年8月30日初诊。3个月前因胆结石行胆囊切除术，术后原来的胁痛没了，但是却出现了一些新的症状，整天莫名其妙地焦虑不安，坐卧不宁，心悸心慌，就好像做了坏事一样，汗出，流涕，流泪，小便频数，纳差，大便正常，脉沉细。中西医都看过，就是疗效不好。

本案一般的看法多属心胆虚怯，治疗多从益心胆之气、宁心安神入手，而我则以桂枝加龙骨牡蛎汤温肝散寒、重镇宁心而取效。为什么这样选方？是因长期的临床实践使我深深感受到经方疗效的可靠性。该方出自《金匮要略·血痹虚劳病脉证并治第六》："夫失精家，少腹弦急，阴头寒，目眩，发落，脉极虚芤迟，为清谷，亡血，失精。脉得诸芤动微紧，男子失精，女子梦交，桂枝加龙骨牡蛎汤主之。"该方原用于治疗阴阳两虚、心肾不交所致失精、梦交之证。但学古人方不可固执，其实桂枝汤有良好的温肝胆之功能。患者汗出，流涕，流泪，小便频数，脉沉细，一派肝胆阳气亏损之候。肝主藏魂，胆主决断，故手术损伤肝胆经气，每每产生心悸不宁，焦虑不安；肝开窍于目，主疏泄，其功能受损，常常有流泪、小便频数等症状。唐容川在《血证论》中云："肝经气虚，脏寒魂怯，精神耗散，桂甘龙牡汤……"精神分裂症、抑郁症、焦虑症常有类似的临床表现，在病理上与肝胆阳气虚损的病机有相通之处，中医目前多采用泻火化痰、重镇安神法治疗，但疗效欠佳，不妨采用温肝法一试。

对此患者，笔者开方如下：

桂枝10g，生白芍10g，炙甘草10g，生姜3片，大枣10枚，生龙骨30g（先煎），生牡蛎30g（先煎），白术10g，苏梗10g。

方以桂枝温肝胆之寒，疏肝胆生发之气，肝体阴用阳，温肝胆必伍以阴柔之品以养阴血，故配芍药、生龙骨、生牡蛎敛肝胆之气，以除流泪、小便频数症，且二味能宁心安神。患者纳差，乃土不得木疏之候，故配白

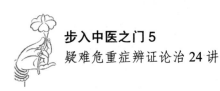

术、苏梗健脾理气，以生姜、大枣和中健脾，炙甘草调和诸药。

2009 年 8 月 21 日因胃脘不适就诊，言服上方 7 剂，诸症皆失。

病案 3　失眠

接下来再说一个以四逆汤治疗失眠的案例。《伤寒论》里说："少阴病，脉微细，但欲寐。"说的是少阴阳虚，振奋无力，人常常出现嗜睡的状态，后人以四逆汤治疗阳虚嗜睡的病例颇为多见。

"阳主动，阴主静。"一般来讲，阳虚多以神疲、多寐为主，怎么会引起失眠呢？"阳气者，烦劳则张。"一句话道出了阳虚失眠的病机所在，虚阳躁扰心神，为其病机关键。

人活动时，阳气张于外，烦劳太过，阳气虚浮，出现所谓的"虚性亢奋"（祝味菊）状态。这类失眠临床也可见到，祝味菊对此类失眠治疗经验独到，倡"温潜法"，即以温阳为主，佐以介石重镇、甘润养心等药。常用配伍如附子伍磁石、龙齿、酸枣仁等药。

阳虚失眠如何辨证？辨证的关键仍在于有一派阳虚证候，除失眠外，常有周身畏寒，精神不振，喜温饮，小便清长，大便溏，舌质淡嫩，苔薄白，脉沉细无力等。下面看一个病例的辨证过程。

谭某，男，44 岁。

2011 年 3 月 3 日就诊。诉 2 个月来严重失眠，同时伴有畏冷。视之虽在暖春，仍穿棉鞋，多汗，阴囊挛缩、潮湿，腓肠肌挛痛，足跟痛，舌质淡红，脉沉细。

制附子 10g（先煎），干姜 10g，炙甘草 20g，黄芪 30g，当归 10g，桂枝 10g，细辛 3g，龙骨 30g，牡蛎 30g，磁石 30g。5 剂。

患者畏冷，虽在暖春，仍穿棉鞋，典型的阳气亏虚，不能温煦肌表；"阳气者，卫外而为固也"，阳虚不能固护肌表，以致营阴外泄，故多汗；"足少阴之脉……斜出足心，出于然骨之下"，然骨即跟骨也，显然，足跟痛系肾阳虚、寒凝血脉瘀阻之证。可见，本病的主要病机仍系少阴阳气不足。尽管系失眠之症，而非"但欲寐"，仍投以四逆汤温补少阴阳气。肝主筋，足厥阴肝经"绕阴器，抵少腹"，阴囊挛缩、潮湿，腓肠肌挛痛，又为肝经阳虚、筋脉不得温煦之候，故方合当归四逆汤温肝散寒，加龙骨、牡蛎、磁石镇静安神。

2011年3月10日二诊。四肢冷明显好转，入夜得以安卧，足跟痛、阴囊挛缩及潮湿、腓肠肌挛痛均除，舌质淡红，苔黄腻，脉沉细。治以温补肾阳，左归丸加减巩固。

制附子6g（先煎），桂枝6g，熟地黄20g，山茱萸15g，杜仲10g，菟丝子10g，怀牛膝15g，补骨脂10g，枸杞子10g，蚕沙10g，木瓜10g，炙甘草10g。10剂。

经方，诸多医家多主张"方证对应"的使用方法，"有是证，用是方"，常常效如桴鼓。大量的临床经验证明，"方证对应"的使用方法是经得起临床验证的。但学古人方，还要圆机活法，有时候症状与经典记载的不一样，但通过分析，其病机则一，对于此种情况，亦可大胆使用经方，亦常疗效斐然。

读书，除了要精读经典和各个学派代表作外，对于当今一些医家的著作也要有所涉猎，每个医家一生中都有其独到的经验，这些经验往往在其著作中有所体现，若能适当汲取，为我所用，则临床技艺又当高人一筹。

王幸福在其著作《杏林薪传》中指出金钱草治疗结石一定要大剂量，只有大剂量才能真正起到化石排石的作用。以前我在临床用该药时剂量都不是很大，而疗效也很平淡。看到王老师的这个经验后，我就在临床加以实践。2012年有两个病例足以说明其经验的可靠性。

第一个病例是一50余岁的女性患者，半年前因为肝内胆管结石、阻塞性黄疸治疗无效，只好切除了一部分肝脏。但在4月份，患者又因肝内

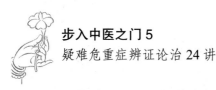

胆管结石、阻塞性黄疸而就诊，西医大夫说没什么好办法，总不能把肝都切掉吧，去看中医吧。于是这个患者经人介绍就来我这儿住院了。患者入院时目黄、皮肤黄如古铜色，小便如浓茶，右胁痛，纳差，倦怠，口干。这就给了我一个验证王氏经验的机会，于是开一方如下：金钱草 60g，海金沙 15g，鸡内金 6g（吞服），茵陈 15g，郁金 15g，柴胡 10g，枳实 10g，党参 15g，白术 10g，茯苓 15g。西药予以支持、护肝治疗。未想 1 周后黄疸退去大半，半月黄疸尽退。应该说该方起到了化石的作用，否则结石阻塞胆道引起的黄疸是不可能退去的。

另外一个是一男性患者，肾结石，40 余岁，腰痛 2 个月，到我这儿就诊。一做超声，右肾内有一个 2cm 直径的结石，而且有肾积水。大于 1cm 的结石，从理论上说，很难通过中药排出来，于是建议患者住外科治疗。患者入院当天要求我开几剂中药先用着，于是开方如下：金钱草 60g，海金沙 15g，鸡内金 6g（吞服），石韦 15g，滑石 30g，冬葵子 10g，川牛膝 15g，黄芪 30g，甘草 10g。周四入院，拟在下周二外科治疗。未想在周日晚小便排出一块大约 0.5cm 的块状结石，其后排出很多粉末状的物质，周一复查肾脏超声，肾内结石、肾积水均消失。可见，大剂量金钱草化石排石效果肯定。

除了读书之外，要想成为一个好中医，一定要多跟名家学习，也就是我们说的要多拜师。对于我们来说，学习老师们的临证经验是提高临床水平的另一重要途径。书本上记载的很多治疗方法，若不目睹其疗效，有时候很难引起注意，更不会在临床上加以运用。

在临床上我治疗硬皮病喜用木香、吴茱萸两味药，其实这便是我跟熊继柏先生学来的。请看下面一个案例：

病案 4　局限性硬皮病

邓某，女，19 岁。

2010 年 6 月 11 日初诊。左下肢腓肠肌后侧皮肤有一 10cm×15cm 区域，足背部外侧皮肤有一 5cm×6cm 区域，呈紫暗色，且有腊光感，触之皮革样硬度，面部皮肤凹凸不平，颇似痤疮，呈红色，舌质淡红，苔薄白，脉沉细。

熟地黄 20g，山茱萸 15g，怀山药 15g，菟丝子 10g，当归 15g，吴茱萸 5g，广木香 3g，桑白皮 10g，地骨皮 10g，枇杷叶 10g，黄芩 6g，炙甘草 10g。7 剂。

这个方子组方看似很难理解，其实组方的理论基础很简单，一是病变病位色暗黑，黑色属肾，且脉沉细，断为肾气亏虚；二是面部皮肤凹凸不平，颇似痤疮，呈红色，断为肺热，为什么？肺主皮毛啊。故方中药物也就两大类，一类是熟地黄、山茱萸、怀山药、菟丝子益肾精；一类是桑白皮、地骨皮、枇杷叶、黄芩、炙甘草清泻肺热。另加广木香、吴茱萸两味，为什么？很多古籍（包括《本草纲目》）中都记载有这两味药能治"寒热怪病（发寒发热不止，几天后四肢坚硬如石，敲起来发铜器声，日渐瘦弱）"，"四肢坚硬如石"与硬皮病症状很类似。这是从熊老师那儿学来的经验。

2010 年 6 月 25 日二诊。病史同前，舌质淡红，苔薄白，脉沉细。

熟地黄 20g，山茱萸 10g，怀山药 10g，菟丝子 10g，仙茅 6g，吴茱萸 3g，广木香 3g，桑白皮 10g，地骨皮 10g，枇杷叶 6g，黄芩 6g，炙甘草 10g，丹参 10g，白僵蚕 10g，淫羊藿 10g。10 剂。

大黄䗪虫丸 7 盒，口服，每次 3g，每日 2 次。

一诊病症未见明显改善。叶天士说："初病气结在经，久病血伤入络"，故加入丹参、白僵蚕、大黄䗪虫丸祛瘀通络；仙茅、淫羊藿温补肾阳，这两味药有很好的免疫调节作用。

2010 年 7 月 26 日三诊。病症好转，肌肤色泽变浅，近于常色，按之柔软，皮下肌肉呈现饱满，舌质淡红，苔白腻，脉沉细。效不更方，10 剂。

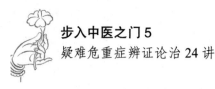

2010 年 8 月 6 日四诊。肌肤色泽接近正常色泽，按之皮肤无异常，舌质淡红偏胖，苔薄黄，脉濡。上方加当归 15g，10 剂。

木香、吴茱萸治疗硬皮病疗效经得起临床验证。最近一个系统性硬皮病的女性患者，30 岁，面部、胸部、腹部、臀部、上肢前臂、腕部一直到手部皮肤变硬，有腊光感，皮肤偏黧黑色，畏寒怕冷，四肢不温，夜尿频，舌质淡红，边有齿痕，脉沉细。在湖南某省级医院用泼尼松（每天 30mg），另与环磷酰胺冲击治疗半年，效果欠佳。后来经熟人介绍到我这儿看中医，根据辨证，断为肾阳亏虚，方以右归丸加仙茅、淫羊藿、补骨脂、骨碎补，另外加上木香、吴茱萸。嘱其停用环磷酰胺。未想 20 剂病情大为改观，面部、胸部、腹部、臀部、上肢前臂、腕部皮肤明显变软，而且腊光感消失。现仍在守方治疗中。

每家有每家之长，我治类风湿关节炎喜欢用虫类药物，这一点来自两个老师，以前学习朱良春先生的经验，看到使用大队虫类药，恐其伤正气，所以在临床上不敢放手使用；后来跟旷惠桃教授坐诊抄方，旷教授是湖南省中西医结合学会风湿病专业委员会第一届主任委员，对风湿类疾病很有研究，临证喜以经方加虫类药治疗风湿类疾病，疗效颇高。所以，我治疗风湿类疾病多用的是旷教授的路子。

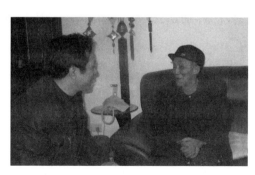
2012 年笔者看望高龄的陈老先生留影

干中医的人不仅要学中医理论，对常用中药的加工炮制也要有所了解。常用中药必须认得，否则开处方就很难把握药的剂量，如质重的药物像石决明、赭石、生石膏等，你开个 10g，那就不行；像马勃、薄荷、桑叶、木蝴蝶等质地很轻，你一剂开上 20、30g，那就不能用砂锅煮药了，那得用大锅煎。我跟皖南名医陈衍棋先生学中医时，他不仅教我看病，还教我识药、加工常用药。那段时间的学习是受益终生。

仅读书、跟师还不行，还要多实践，不然，书上的东西、老师的经验很难成为自己的。在《步入中医之门 1》中我说过我跟师刘新祥教授时学到的治疗肾病综合征的一张效方——肾安汤，刘老师说消蛋白的效果好。但后来我在临床上发现，此方对于肾病综合征也好，其他各类型慢性肾炎也好，只要血压高，效果就不理想。血压不高的呢，基本上不用西药，大部分患者用这个方子就可以达到临床缓解的效果。读书得来的一些理论也要在临床加以实践，只有这样才能对经典理论做到真正理解。看下面一个案例。

病案 5　啃甲症

患者是由一名乡村医师，也是我的一位读者介绍来的。

肖某，男，11 岁，学生。湖南双峰县人。

2011 年 7 月 15 日初诊。一人时喜欢啃自己的手指甲、脚趾甲，长期以来甲被啃得光光。就诊时坐立不安，手足动个不停。患者家属说病已年余，精力不集中，上课时不停地用手指捣前排同学。大便恶臭，舌质淡红，苔薄白，脉沉细。

咬指甲，这样的病很少见，怎么辨证？病机十九条里说："诸风掉眩，皆属于肝。"患者喜动而不静，动者属风，又"爪为肝之余"，故断为肝风类内动，大便恶臭，当为热证。小孩为什么多风证？理论上说小孩"肝常有余，脾常不足"啊！所以就以天麻钩藤饮加减平肝潜阳。用方如下：

天麻 10g，龙胆草 10g，黄芩 10g，杜仲 10g，白菊花 10g，益母草 10g，生白芍 30g，赭石 30g（先煎），生龙骨 30g（先煎），生牡蛎 30g（先煎），全蝎 3g（研末吞服），蜈蚣 1 条（研末吞服）。7 剂。

2011 年 7 月 21 日二诊。精神较前集中，不再啃甲，其母说这是一年

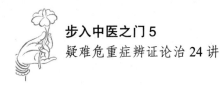

多来第一次看到指甲长出，大便仍恶臭，舌质淡红，苔薄白，脉细。

上方加制大黄 5g。7 剂。

前方已效，大便仍臭，说明内有积热，故加制大黄化积清热。

2011 年 7 月 28 日三诊。患者明显较前安静，不再坐立不住，大便仍臭。前方大黄改为 10g。

后来那乡村医生带其他患者来长沙找我看病，问起此患者时说，服上方后病情控制，一直未再复发。

经典著作中的很多理论若能从深层次去掌握，可以做到用方灵活多变，得心应手。我们眼科任主任的母亲，患慢性咽喉炎近半年，中西医迭治，就是不好，最后找到我这儿。老人感到咽干难忍，晨起口苦，余无不适。看看前面的处方，都是清热泻火、养阴润喉之类的，厚厚的一大本病历，常用的大法都用了，就是没效。我想了想，开出一个小柴胡汤合桔梗甘草汤，吃了看效果。不过，那可不是瞎开的。《伤寒论》说："少阳之为病，口苦、咽干、目眩也。"又说"但见一证便是，不必悉具"，患者咽干，晨起口苦，正合少阳证。方证相对，实乃使用经方的秘诀，效果怎么样？5 剂病痊。

读书、跟师、多临证，是积累经验、提高技艺最重要的几方面，只有这样，我们才能把握经典，做好传承，提高水平。面对疑难杂症时，辨证施治才能做到"方有源头活水来"。国医大师朱良春给笔者亲笔信中有一句话："寻回中医失落之元神，实为必要。"要做到这一点，就必须勤读书、多跟师、多临证。